48

新 知
文 库

XINZHI

The Deadly Dinner Party:
And Other Medical
Detective Stories

# 死亡晚餐派对

## 真实医学探案故事集

[美] 乔纳森·埃德罗 著

江孟蓉 译

生活·讀書·新知 三联书店

**图书在版编目（CIP）数据**

死亡晚餐派对：真实医学探案故事集 /（美）埃德罗著；
江孟蓉译. —北京：生活·读书·新知三联书店，2014.10 （2018.12 重印）
（新知文库）
ISBN 978 − 7 − 108 − 04999 − 5

Ⅰ．①死⋯　Ⅱ．①埃⋯ ②江⋯　Ⅲ．①医学－普及读物
Ⅳ．① R-49

中国版本图书馆 CIP 数据核字（2014）第 073352 号


特约编辑　闫春伶
责任编辑　徐国强
装帧设计　康　健
责任印制　徐　方
出版发行　**生活·讀書·新知** 三联书店
　　　　　（北京市东城区美术馆东街 22 号 100010）
网　　址　www.sdxjpc.com
图　　字　01−2013−0632
经　　销　新华书店
印　　刷　北京市松源印刷有限公司
版　　次　2014 年 10 月北京第 1 版
　　　　　2018 年 12 月北京第 3 次印刷
开　　本　635 毫米 ×965 毫米　1/16　印张 15.25
字　　数　200 千字
印　　数　13,001 − 18,000 册
定　　价　34.00 元
（印装查询：01064002715；邮购查询：01084010542）

# 出版说明

在今天三联书店的前身——生活书店、读书出版社和新知书店的出版史上，介绍新知识和新观念的图书曾占有很大比重。熟悉三联的读者也都会记得，20世纪80年代后期，我们曾以"新知文库"的名义，出版过一批译介西方现代人文社会科学知识的图书。今年是生活·读书·新知三联书店恢复独立建制20周年，我们再次推出"新知文库"，正是为了接续这一传统。

近半个世纪以来，无论在自然科学方面，还是在人文社会科学方面，知识都在以前所未有的速度更新。涉及自然环境、社会文化等领域的新发现、新探索和新成果层出不穷，并以同样前所未有的深度和广度影响人类的社会和生活。了解这种知识成果的内容，思考其与我们生活的关系，固然是明了社会变迁趋势的必需，但更为重要的，乃是通过知识演进的背景和过程，领悟和体会隐藏其中的理性精神和科学规律。

"新知文库"拟选编一些介绍人文社会科学和自然科学新知识及其如何被发现和传播的图书，陆续出版。希望读者能在愉悦的阅读中获取新知，开阔视野，启迪思维，激发好奇心和想象力。

生活·讀書·新知 三联书店
2006年3月

我有幸找到了我生命中的挚爱———帕梅拉（Pamela）。

她鼓励我进行写作，因为她知道我热衷于此。

她认真加工了我的稿件，使之清晰可读。

当交稿期限临近时，她不断地鼓励我———这种情况经常发生！

更重要的是，她每天让我警醒，让我平和，让我充满希望。

# 目　录

# 序　曲

当我还是青少年时，母亲给了我一本伯顿·鲁埃什（Berton Roueché）写的《医学神探》（*The Medical Detectives*）。这些故事之前刊登在《纽约客》（*The New Yorker*）的不定期专栏"医学记录"（Annals of Medicine）上。那时候我连《纽约客》都没听过，也没有特别想当医生。但我确实记得自己贪婪地读着这一篇篇故事，而且在每个故事结束时都十分伤感，读完整本书，更加伤感了。

该书收录了真实的医学案例——一群患了诡异症状的病人、不常见的疾病不同寻常地爆发，还有大规模的传染病。贯穿其中的线索就是诊断，但绝非寻常的诊断。在每个案例中，要找到解决的办法都很棘手，不是简单做个 X 光检查或验血就能做出终结诊断，而是医生必须扮演神探的角色。有些医生或流行病学家必须深入探究背后的事实，找出所有蛛丝马迹，把完整的图拼出来。这些故事中，我所读的第一篇是《十一个蓝人》（"Eleven Blue Men"）。结果，我并不是唯一对此故事着迷的人——经典美剧《豪斯医生》（*House*）便以此作为电视的首播剧集。

我在青少年时读的另一本书是《福尔摩斯全集》（*Complete Stories of Sherlock Holmes*），这些探案故事给我同样的影响，总是让我揣测，哪些事实会变成破案线索，哪些则是烟幕弹。我是如此深爱这些故事与短篇小说，到了大学，我还重读了《福尔摩斯全集》。

这两套故事集的吸引力在于它们的篇幅——不太长也不太短。长大后，我的专注时间比不上青少年时期，我喜欢一口气读完这些故事。它们第二个共同点是任何侦探故事都会具备的简单魅力法则：理解"侦探小说"，并且尾随（至少是回顾）主角（不管是流行病学家或福尔摩斯）解出拼图。最后，这些迷你探案都拥有好故事的重要元素——情节、角色与布局。写作风格是将读者置于查案的过程当中，就像福尔摩斯的伙伴华生一样。

每个医生及流行病学家一部分的工作，就是解开谜团。许多案例并不是那么具有挑战性。病人因为吃了没熟的汉堡发烧或便血来就诊，医生验了粪便，培养出大肠杆菌——结案。或者，病人铲了厚重的湿雪，引发胸痛，来到急诊室，心电图显示心脏病发。6 月时节，有位病人因为轻微发烧，被蜱虫咬过的腹部不寻常地起了大片红疹，这不需要福尔摩斯就可以诊断出是莱姆症（Lyme disease）。

但有时候，病人所呈现的问题太具挑战性了。线索导向死胡同——X 光检查、验血与电脑断层扫描都显示正常，或者有时候他们做了推论诊断，但治疗方法却不见效。在这种状况下，医生便成了神探，诊断也可能如同找罪犯般难以理解。线索难寻，有时候是隐藏在开放的空间，就像爱伦·坡的《失窃的信》（*The Purloined Letter*）一样。有时候医生也会招来当地公共卫生流行病学家前来解决问题。在某些状况下，如果爆发规模超越当地资源所能应对，疾病控制与预防中心（Centers for Disease Control and Prevention）的流行病情报服务部门(Epidemic Intelligence Service）就会被邀请介入。这个单位在 1950年由亚历山大·兰米尔（Alexander Langmuir）博士设立，当时他开始训练一批年轻的医生作为国家的医学神探。

在这个单位服务的年轻男女，一经通知，马上拿起预先打包好的手提箱，对全美各地爆发的疾病或流行病做出回应。他们因兰米尔博士所谓的"田野调查流行病学"(shoeleather epidemiology)而闻名。他们用老派的方式厘清案例,就像任何精彩的案例中的侦探一般,敲一扇扇的门,询问证人,提出假说,然后加以检验。

有了这样的概念,成年后,我开始搜集自己的医学案例,很幸运,《波士顿》(Boston)杂志与《仕女家居》(Ladies' Home Journal)杂志刊登了部分案例。我感谢所有花时间与我分享这些故事的人。

人们必然从以人类为中心的观点来看待这个世界,但即使我们身处食物链的顶端,并不表示我们对世界或环境能够掌控。弗里德里希·尼采说得好:"人类绝非宇宙之王,每种生物在完美的层次上皆等量齐观。"事实上,我们与无数的物种共同使用这个地球,每个物种在生态上皆有其适当的位置。

人类因为某种病毒或细菌而生病,只是相同环境下竞争者间的相互作用,每个生物都在创造并实现其生态宿命。本书中的许多故事,可以归类为"当人类遇上病原体"。在《死亡晚餐派对》中,一种恶名昭彰的病菌耀武扬威,让一场郊区的晚宴以灾难告终,而且几乎夺走主人的性命。这个案例显示了微生物能造成多大的震撼,并非直接攻击人类,而是通过精心制造的毒素。这样的故事为人类与地球上的共存者之间的关系提供了非常独特的课题。

《玛丽所到之处》显示了我们与另一种细菌的搏斗,人类成为其天然宿主,它也就这样搭上人类的便车。这不仅是一个在卡茨基尔(Catskill)地区爆发的有趣疫情,也是有关几世纪以来对人类活动产生重大影响的一种疾病。《婴儿与洗澡水》也是感染的另一个案例,更是绝顶精彩的侦探故事。它展现了流行病学家的思维,以及田野调查流行病学(不提直觉与偶然的运气)在解开谜团时所扮演的角色。

《都是海绵惹的祸》则是人类活动中最平凡的个人卫生可能导致麻烦问题的典型范例。我们的小宇宙成为细菌的大宇宙,我们体表的几平方英尺就是它们的全部宇宙。第一部分的结尾是《误食禁果》,

它不仅描绘了细菌与人类的关系，还展现了其他动物、微生物与人类之间复杂的互动，这种互动有时会造成灾难性的后果。

最后的这个案例说明了我们周围世界的重要性。我们与无生物环境的关系，竟是导致疾病的另一个类别。身为此类作品的粉丝，应该会知道下一篇故事的标题《来自新泽西的两只蜱虫》是向伯顿·鲁埃什·表达敬意，他的《来自新泽西的猪》写的是有关吃进未煮熟猪肉而感染旋毛虫病的故事，这篇故事收录在原版故事集中。在蜱虫的故事中，我们再度见证了自己在与其他生物共享的地球上的生命纵横交错。蜱虫已经成为许多疾病的带菌者，多半是具有感染性的。在这个故事中，两个小女孩的生命差点交待。

我们生活中的一大部分是工作，而工作有时候可能是危险的。在《一个密闭空间的案例》中，一位年轻的主管被诊断出罹患肺癌。奇怪的是，他的肿瘤似乎会消长，而他也一副健康的模样。他的医生像侦探般解开了让其他医生疑惑的谜团。《周一早晨热》显示，生产流程对于一家新英格兰纺织厂的小型疫情的解决，扮演多么举足轻重的角色。这个故事是医生见"树"而传染病学家见"林"的典型范例。有时候，研究一组案例中的群体，可以协助建立个别患者的诊断。

但是我们即使足不出户，周遭的环境也可能受到入侵；因为它无所不在。在《瞳孔放大的男孩》中，我们看到一名十岁男孩如何成为受害者，以及急诊室医生的第六感如何提醒自己，破案关键的不寻常问题。

我们也要记得，所谓"环境"有两种——内在与外在。知名的法国生理学家克洛德·贝尔纳（Claude Bernard）于 1965 年首先引进"内在环境"（internal milieu）一词，他写道，内在环境（在这个案例中指的是细胞内部）必须维持在特定的参数内，细胞才能存活。不管我们指的是个别的细胞或个别的生物，这个原则不变。内在与外在环境的互动，则是人类疾病的另一个领域。

在《生日聚餐后的猩红热》中（这一次要向柯南·道尔的同名故事致意），一位机灵的传染病专科医师参加医学会议时，怀疑在典雅的新罕布什尔旅馆发生的疾病原因不寻常：传染病学者的直觉在破案时再次扮演了重要角色。在另一个故事《过热的蜜月》中，病人的弟弟（当时是医学院学生）协助解开姐姐吃得像足球选手那么多却不发胖的谜团。这是内在环境陷入混乱的典型例子。

在这个食物令人上瘾、水果漂亮、作物经基因改造以及速食充斥的时代，吃得健康已经变成某些人摆脱不了的思维。在《燕麦有罪?》中，康涅狄格州一位广告公司退休的高级主管开始了健康的饮食，并遵循畅销饮食书的建议，却差点送了命。《不健康的健康食品》呈现了类似的主题。一位被怀疑罹患癌症的郊区家庭主妇，经过无数侵入性的检查与手术，证明诊断有误。一位有的是时间的医学院学生发现，问题不是癌症，讽刺的是，在于她使用了让自己感觉更健康的产品。

在《小路易莎的头痛》中，一位小女孩吃了祖母出于好意所给的健康食品，差点失去了视力。补品所含物质在特定剂量时是有好处的，然而不同的剂量则成为毒药。最后，在《好东西太多了》中，波士顿地区的小孩因为孩童时期的惯例而生病。当该地区的成人也发病时，医生才在当地的教育会议中将这些拼图区块拼凑起来。

导致疾病的三方面，绝不是简单的可以分开的，它们经常重叠。我们的世界是个复杂的地方；人类与环境（不论内外在）的互动以及病原体本身都同样复杂。从这些故事学到的经验教训，可以帮助我们度过这有时显得脆弱的关系。我希望，读者也能从这些故事的教育与娱乐价值中受益。

# 第一部分

## 当人类遇上病原体

故事一
# 死亡晚餐派对

四十三岁的帕姆·斯托吉斯（Pam Stogess）回想起来，这次聚会是因为一个临时决定才开始的；帕姆是邻近卡茨基尔州立公园（Catskill State Park）与哈得孙河（Hudson River）的纽约州金斯顿市议员。"丈夫、女儿跟我正准备出去吃墨西哥菜。我邀请朋友史蒂夫·吉尔森（Steve Gelson）加入我们，他反而邀请我们到他家用餐。史蒂夫是个杰出的大厨，前一天晚上才办了场晚宴，因此还剩下许多食物。他说：'不是什么正式晚宴，别太盛装，只管过来。'丈夫与女儿还是去吃墨西哥菜了，我则去了史蒂夫的家。这完全是临时起意。"

另外五位宾客（故事中的人物全是化名）于 1989 年 2 月 19 日星期天参加了这场晚宴：他们是史蒂夫任职的广告公司的合伙人迈尔靳·沃尔什（Miles Walsh），当地高中副校长阿瑟·兰德里（Arthur Landry），他的妻子芭芭拉·兰德里（Barbara Landry），她是他们家族旅行社的共同经营者，他们十三岁的女儿贾妮，还有贾妮的朋友萨拉——也是十三岁。食物包括自制奶酪球、沙拉、腊肠佐沙锅意大利面、酸酸甜甜的肉丸、大蒜面包还有酒，餐后是咖啡与自制乳脂软糖蛋糕。

这样的菜单在许多方面看来都令人难忘。"我把剩下的意大利面整理一下，并用圆面饼片做成大蒜面包。"吉尔森回忆道，"那是个轻松的夜晚，我们谈了很多政治上的事情。帕姆和我都是活跃的共和党人，而身为民主党人的阿瑟，才刚被告知即将赴城市委员会就任。"

"那是非正式的聚会。"帕姆说，"史蒂夫就在厨房的灶台上准备餐点，而大人都在那儿用餐，女孩们则端着盘子到客厅看电视。我们聊得很开心，但因为第二天还要上课，不到十点，我们就喝完咖啡，结束了这场晚宴。"

到了星期二早上，帕姆觉得有些不对劲。"我在厨房里忙，我抬头看东西时，发现眼睛怪怪的。我想，可能是把隐形眼镜戴反了，于是回到浴室清洗了一下并检查一番，再戴回去。但还是不对劲。仿佛我是斜眼看着自己的鼻子。我以为自己感冒了。"

"我打电话到史蒂夫的办公室，因为我们都在阿尔斯特郡（Ulster County）的基督教青年会担任理事，中午要开会。他的秘书告诉我，他生病在家，当我打电话给他时，他连话都讲不清楚了，还说自己觉得反胃。他说他没办法参加会议。我说晚餐时再跟他聊，让我知道他需要什么，我会带过去给他。"

"那天晚上，"帕姆继续说，"我的眼睛状况更糟了，口齿也开始含糊不清。我还记得我说不出话，要相当费力才能把话说出口。当晚，我再度致电史蒂夫，而他也几乎没办法说话。然后我才发觉，史蒂夫跟我都被同样的病菌盯上了。"

至此，帕姆还没有感到太惊慌，也还没对自己的健康感到不安。她以为自己遭到病毒感染，终究会痊愈。

"星期三早晨，我准备开车出去办事，但当我把车子开出车道，却觉得街道太狭窄，只好请丈夫开车送我。当我去签支票时，居然找不到正确的签名处；我想拿几支牙签却频频掉落。很奇怪！我的感官出现了问题，这让我对残障人士如何应对这个世界有了全新的认识。"

到了星期四早上，帕姆觉得非常虚弱，"几乎没法子走路，我的双腿虚软无力。到这个时候我才开始紧张，而我一向不是紧张的人。丈夫和我经营殡仪馆，所以我并不害怕死亡。我记得告诉丈夫：'我觉得自己中风了。'"帕姆回想，"我觉得自己中毒了，失去了触感。我打电话到史蒂夫家，没人接电话。我打给他的秘书，她告诉我，他已经住进了金斯顿医院。那时我才惊觉：'天啊！或许别人也有这种状况。'我于是打到阿瑟·兰德里家。"

"贾妮接起电话，并且说爸爸没法接电话，他病了，而且说不出话。不过，贾妮和芭芭拉没事。此刻，我已经有吞咽、咀嚼甚至移动舌头的困难。我打电话给史蒂夫的医生毛切里（Mauceri），告诉他阿瑟跟我的状况。他要我们到金斯顿医院急诊室接受检查，史蒂夫正在那里接受评估。"

毛切里医师已经到史蒂夫家出诊两次了。毛切里不仅是吉尔森的医生，也是朋友；事实上，他也是周六晚上第一场晚宴的受邀宾客。他星期三到史蒂夫家，感到有些忧心，到了星期四下午两点，便直接将吉尔森送到了医院。"我记得他拿了我的手机，打给神经科专科医生皮卡德医师。"史蒂夫说，"他说：'我有个病人，希望你今天帮他看一下。我担心他有吉兰—巴雷综合征（Guillain-Barré Syndrome）*。'"

那天下午四点钟，神经科医师伦纳德·皮卡德（Leonard Pickard）在急诊室为史蒂夫·吉尔森做了评估。皮卡德这时候还不知道阿瑟跟帕姆也发病了。等他帮史蒂夫做完检查，他感到既困惑又担忧。他推断有两种可能——重症肌无力以及吉兰—巴雷综合征，而这两种都是可能致命的神经系统失调。"但是史蒂夫的症状又不太吻合这两种诊断。"皮卡德回忆道，"毛切里医师还跟我讨论到另一种可能性。"

---

* 人体免疫系统攻击部分外周围神经系统的一种疾病。该疾病的首发症状包括：不同程度的虚弱或腿部的麻刺感。虚弱和异常感常常扩散到上臂和上半身。

帕姆记得："刚过四点，阿瑟跟我就在急诊室和史蒂夫会合，而我们看起来应该很吓人。史蒂夫的头松软地垂向一边，眼皮垂闭着，当他讲话时，还得用手指拨开。堪称社区领袖的阿瑟，看起来则像个喝醉的流浪汉。他已经几天没刮胡子了，他戴着的棒球帽歪斜到一边。"

"我检查完吉尔森，"皮卡德回想起来，"他的父亲告诉我，帕姆·斯托吉斯与阿瑟·兰德里的状况。因为病例的关联性，即使我从未看过这样的病例，我也知道他们是肉毒杆菌中毒（botulism）。"

肉毒杆菌中毒，源于 botulus，是拉丁文"腊肠"之意，这是一种相当罕见却往往致命的食物中毒形式，是由肉毒杆菌（Clostridium botulinum）引起的。根据巴尼特·克里斯蒂（Barnett Christie）博士有关流行病与传染疾病可读性极佳的教科书，"肉毒杆菌中毒"一词与发现引起感染的生物，可回溯到两百多年前。克里斯蒂写道："这个词第一次出现在 18 世纪末，1793 年德国南部维尔德巴特（Wildbad）爆发了这种疾病：13 个人分食一个大腊肠，每个人都发病了，其中还有 6 人死亡。"

现在被认为是肉毒杆菌中毒的临床症状，乃是由符腾堡（Württemberg）公国一位年轻的保健医师尤斯蒂奴斯·克纳（Justinus Kerner）所归类。在 19 世纪初期，斯图加特（Stuttgart）附近区域——亦即该公国的医学行政区发现致命食物中毒的案例与日俱增，他们将其归因为毁灭性的拿破仑战役造成的贫穷，导致制造食物的卫生措施减少。1802 年 7 月，斯图加特政府颁布告示《食用烟熏腊肠有害健康》。

克纳同时以浪漫主义诗人著称，他于 1817 年开始发表他的发现。1820 年，他发表了一篇专题论著，其中包含了 76 名因"腊肠中毒"（当时的说法）的患者。克纳进行了动物实验，并对死于肉毒杆菌中毒的患者进行解剖。到了19世纪20年代中期，他所归纳的发现有许多是我们现在所证实的。他写道："泪液不见了，咽喉成了没有作用且静止的管状器官……唾液不再分泌。口腔中完全没有一点湿润，也不分泌任何泪液。"

利用从腊肠中萃取的成分，克纳通过猫、兔子、鸟、蜗牛、昆虫与青蛙做实验。他顺利得出所有典型的症状——这些动物都产生瞳孔放大、眼皮下垂、呕吐、吞咽困难与呼吸困难的状况。克纳甚至做得更过火。就像许多那个时代的医生一样，他甚至用自身做实验。在食用稀释的香肠萃取物后，他写道："几滴酸液流向舌头，造成上颚与咽喉的极度干燥。"当他的大学指导教授发现克纳以研究为名荼毒自己之际，他便禁止了这种拿自己实验的做法。

虽然克纳在制造毒素方面徒劳无功，他确实发现腊肠中毒的三大主要原则：他发现毒素是由储存于无氧状态下的坏香肠所产生；毒素会作用于运动神经与自主神经；毒素非常强效，极少剂量即可产生症状。更值得一提的是，在他1820年的报告中，他推测，某些由高度刺激或高度亢奋的神经系统所造成的疾病，事实上，可以利用这些毒素来加以治疗。

直到1870年，"肉毒杆菌中毒"一词才正式由另一位德国医师提出。甚至又过了三十年，致病的生物才被定义出来，因为19世纪末期细菌学所需工具还处于发展的萌芽期。

发现造成肉毒杆菌中毒的微生物，本身即是一个故事。故事发生于比利时埃勒泽勒（Ellezelles）的一个小村落。34个人在1895年12月一个寒冷的日子里，参加了一场丧礼，丧礼中供应的食物，包含了烟熏与腌渍火腿。后者在猪宰杀后二十四小时内腌渍，在食用前于浓盐水中泡浸了十一天。它的成色不佳，味道也不对，但这似乎也没能减少宾客与乡村乐团成员食用的热忱，该乐团不仅在丧礼中演奏，也在当地庆典时演出。第一位受害者在二十四小时内便发病了，另外

23 人也病了。其中 3 人死亡，10 人差点死亡。只食用少量的人症状轻微，而几位只食用肥肉或非常少量的肉的人，则没有丝毫症状。

跟随德国伟大病理学家罗伯特·科赫（Robert Koch）研究的埃米尔·皮埃尔·范恩门强（Emile Pierre van Ermengem）博士做了调查。他在丧礼中供应的火腿及受害者组织细胞中，发现了大量的厌氧（在无氧环境下生存）杆菌（长的细菌）。从这些样品中，他在实验室培养出这些细菌。后来，他喂猫掺带微生物的食物，结果猫呈现麻痹症状。范恩门强博士终于找到原因。他将发现刊登在德国一本微生物期刊上。这是一次对肉毒杆菌创纪录的剖析。九年后，1904 年，罐装白豆造成的肉毒杆菌中毒爆发，震惊了研究人员，因为他们认为，只有肉或鱼才可能导致这种疾病。

在接下来的几十年里，研究人员发现了更多的细节，均吻合先驱者的理论。活跃的肉毒杆菌有种生物上的特异性，亦即它只存活于无氧状态下。这种微生物不活跃的阶段称为孢子（spore）。孢子可以无限期地存活，即使是极低温或极高温，即使被煮沸数小时依然存活。在没有空气的状态下，孢子可以成长为活跃的杆菌，然后制造出已知几乎最剧烈的毒素。令人不可置信的是，1964 年根据估算，只要 14 盎司（397 克）的肉毒杆菌毒素，就可以毒害全世界所有人口。克纳算是幸运的，拿自己实验居然没送命，因为即使是吃一口沾染毒素的食物，都有可能致命。

1923 年，在苏格兰洛克玛瑞（Loch Maree）爆发了小型的肉毒杆菌中毒事件，钓鱼社的 8 名成员午餐食用了鸭肉三明治；不到一周，8 个人全死了。只要极少量的肉毒杆菌毒素，就会快速且紧密地运往神经传导刺激肌肉的区域，影响到神经系统。一般而言，将刺激从神经传导到肌肉，是经由释放一种化学神经传递质"乙酰胆碱"（acetyl-choline）。乙酰胆碱于是传送到肌肉，造成肌肉收缩。如果传导到肌肉端的乙酰胆碱不足，肌肉便不会启动。如果控制呼吸的膈肌受到影响，那么那个人就没法呼吸，除非急救，否则可能死亡。

光是肉毒杆菌，至少就有七种——被无趣地区分为 A 到 G，其中 A、B 及 E 造成的人类疾病最多。这种细菌与其孢子无处不在，但是肉毒杆菌中毒极为少见。一部分是因为虽然孢子很顽固，但毒素却相对脆弱。虽然加热无法破坏孢子，却会损及毒素，谨慎的厨师必须利用这种弱点来避免可怕的疾病。受污染的食物未必有迹可循，例如有膨胀的罐头或恶臭的味道。

看看来自加利福尼亚州奥兰治一名 23 岁男子的例子。有天他在凌晨两点钟醒来，呕吐，视线模糊，还有“大舌头”。不到几个小时，他就完全瘫痪，并且停止了呼吸。他被罩上呼吸器作为呼吸辅助。在症状出现前四十小时，他吃了室友用新鲜食材（肉、胡萝卜与马铃薯）烹煮的炖汤。室友是在炖汤还热的时候吃的，另一个人则在十六个小时后于室温下食用。抗热的孢子，在第一次烹煮时存活了下来。炖汤里的毒素理应经过加热而消失，这也是为何第一位室友没事的缘故。但是随着炖汤在炉上冷却，深藏在炖汤里的孢子（在无氧的环境下）便形成肉毒杆菌。当温度够低，活菌开始制造毒素，因此使得这位年轻人病得不轻。

在食用前将食物高温烹煮，确实能预防疾病。根据克里斯蒂的教科书：“很明显的是，沾染了这种微生物的食物，如果高温处理不足，又存放了一段时间，没有再度加热便食用，就很可能造成肉毒杆菌中毒。最后一点很重要，要记得，肉毒杆菌毒素很容易被温度破坏，如果家庭罐装食物能在食用前再烹煮一次，大多数因家用罐装食物而死亡的案例就可以避免。”

肉毒杆菌中毒通常是因为人吃下了处理不当的食物。爆发的原因可能是罐装蘑菇、烤茄子、家庭罐装蔬果、红辣椒、肉和鱼。1975年的群发感染，一名年长女性罐装了一些蘑菇，自己吃了一部分，立即死亡。丧礼后，她的女儿与媳妇也吃了一些，双双感染肉毒杆菌。

在蘑菇及三名女性的消化道中，均发现了 B 型肉毒杆菌。

2002 年，十四名阿拉斯加人食用了捕捞上岸的鲸鱼肉。八名肉毒杆菌中毒，其中两名若非经重病看护病房抢救，可能就蒙主宠召了。阿拉斯加原住民很容易食物中毒，因为他们食用海豹与鲸鱼肉，而他们一般的食物料理程序就是让肉发酵。在这个过程中，新鲜肉品被置于地洞或紧闭或密封的容器中，任其腐败达一至二周的时间。这样无氧的环境，最适合肉毒杆菌毒素的生成。

一次大规模的爆发，可追溯到市售罐装汤品。1971 年 6 月中的一个燠热天气，一名来自纽约州贝德福德（Bedford）的六十一岁银行家与其妻子，喝下了一些冷冻的浓汤。因为有怪味道，所以没有喝下整碗，但是分量也够多了。第二天早晨，男子出现双重影像，接着全身虚软无力。二十四小时后，他便死了。直到他的妻子也出现类似症状时，医生才怀疑是肉毒杆菌中毒。7 月 2 日，食品与药物管理局得知这桩死讯后，便颁布公开的警告函，而位于新泽西州纽瓦克的"美食生活家"(Bon Vivant) 汤品公司也召回同批次浓汤商品 6444 罐。

"美食生活家"每年生产四百万罐汤品，所以要找到并回收这些特定批次的罐头，也算是大工程。其中五罐发现已含肉毒杆菌毒素，而该公司的其他商品也显示处理不当。因此食品与药物管理局将回收令扩大至该公司的所有产品，并在原始警告令颁布后五天，关闭了其位于纽瓦克的工厂。那年夏末，该公司便申请破产。

阿拉斯加鲑鱼是至少两桩市售罐装食物造成肉毒杆菌中毒事件的根源。最近一起商品中毒事件，是 2007 年夏天的卡斯尔伯里（Castleberry）罐装红辣椒事件。两位病人来自得克萨斯州，另两位来自印第安纳州，病情相当严重。前两位是来自拉伯克（Lubbock）的一对兄妹，他们俩都吃了由卡斯尔伯里公司制造的罐装红辣椒，该公司位于佐治亚州的亚特兰大。两人均需长期住院，妹妹还仰赖呼吸器达一个月之久。这些案例值得关注之处在于受害者分布的范围广大。

1979 年另一桩肉毒杆菌中毒事件发生于肯尼亚的内罗毕，人们因为食用了白蚁而发病，虽然对某些人来说，白蚁一点都不引人食欲，但其营养成分却相当充足。白蚁是在距内罗毕 300 英里处的卡卡梅加（Kakamega）捕捉到的。食用新鲜白蚁的当地人没事。但有人将白蚁置于封口塑料袋中，并于三天后带到内罗毕。无氧的环境已经持续了足够的时间，杆菌孢子开始分裂，并制造毒素。吃了运送过来的白蚁的六人中，五人死于肉毒杆菌中毒。未经处理与烹煮的食物，只要它们在新鲜时食用（因为孢子本身不会引发疾病），并不会造成肉毒杆菌中毒；某种存放或处理方式才会让毒素形成。

另外两种形态的疾病也值得一提——创伤型肉毒杆菌中毒与婴儿肉毒杆菌症。在创伤型肉毒杆菌症方面，处于封闭感染伤口里的孢子可能产生细菌，然后制造毒素，接着释放到循环系统中。接受静脉药物注射的患者，也发生过通过类似机制致病的情形。新发现的婴儿肉毒杆菌症于 1976 年才被确认，在这种类型的中毒病例中，一到三十八周大的婴儿吞入含有孢子的食物，孢子在肠道里萌芽并形成毒素，接着被婴儿的血液所吸收。婴儿于是开始出现便秘，然后吸奶、吞咽与哭泣的情况都不太一样，最后变得"软绵绵"。有些婴儿猝死的症状，也有可能是肉毒杆菌惹的祸。由于蜂蜜中含有肉毒杆菌的孢子，因此小儿科医师建议，小于一岁的婴儿避免喂食蜂蜜。

另外还有一种肉毒杆菌中毒的形式。正如克纳所预测的，肉毒杆菌素现在运用在医疗上，治疗过度活动肌肉状态的症状（如各种肌张力不全、眼皮痉挛）。近来更普遍的是，此毒素被运用于医学美容上。市售的保妥适（Botox），可暂时麻痹面部肌肉，减少皱纹。2006年，一名 34 岁的女性接受没有执照的医生友人注射的保妥适。因此产品尚在研究阶段，还未进入处方阶段，注射后两天，她发现自己出现双重影像、吞咽困难与虚软无力。等她打电话叫救护车时，已经呈现呼吸困难。她被罩上呼吸器，并接受抗毒素血清治疗。但是她的症状快速发展成完全麻痹，三周她才能耸肩或眨眼睛，五周才能说话。住院约四个月后，她被送往康复机构。

在食物引发的标准型肉毒杆菌中毒中，症状通常在食入后三十六小时发作，包括口干舌燥、说话与吞咽困难。病人因为有上下左右动眼的困难，因此出现双重影像。在大多数案例中，也有模糊影像的状况，这或许是因为眼皮松垂之故，或者像医生所说的"下垂"。还有极度的疲倦感。在半数案例中，恶心与呕吐并未出现，所以许多病人都没有料到这是与食物相关的病症。由于没有发烧，患者精神上尚称完好。

大约三十年前，半数的肉毒杆菌中毒案例都有致命危险。加护病房的照顾、呼吸困难者利用呼吸器、抗毒素血清的发展，都大幅降低了令人惊恐的病例数字。当然这些治疗改善的前提是做出精确的诊断。如今，如果必要，病情严重的患者可以使用精良的呼吸器达数周之久，直到毒素对膈肌的迫害缓解。而抗毒素血清则来自马的血清，先将肉毒杆菌毒素注入马的身体，使其获得免疫，然后再萃取出富含抗体的血清，并注入患者体内。因为抗毒素血清来自于马，病人有可能因为接受异体蛋白质而产生过敏的副作用，有时候，这种副作用是相当严重的。

由于这些副作用，因此医生在施行这种可能有毒的治疗前，必须先确诊。另一方面，因为抗毒素血清必须尽可能快速地注射，他们往往必须在推断诊断下就给予此种治疗。

帕姆·斯托吉斯与阿瑟·兰德里的医生，想要排除造成麻痹的吉兰—巴雷综合征的可能性，于是在这些患者身上抽取了少许骨髓。如果是吉兰—巴雷综合征，那么脑脊液中的蛋白质含量就会偏高。

结果显示没有。

一旦推断可能是肉毒杆菌中毒，皮卡德医师立即致电联邦疾病控制与预防中心。他下一通电话打给州立卫生官员。星期四下午五点，位于奥尔巴尼的纽约州立卫生部人员佩里·史密斯（Perry Smith）便接到皮卡德的电话。惊恐的他，立即禀告主管戴尔·莫尔斯（Dale Morse）。

莫尔斯回想："史密斯博士一接到电话，我们每个人对此马上做出反应。流行病学家斯坦·孔德拉茨基（Stan Kondracki）正打算搭电梯外出，而我招手要他回来；佩里还在电话里与皮卡德医生谈话，我要他开始从纽约市调度抗毒素血清。与此同时，我开始与阿尔斯特郡的官员晤谈。我们在很短的时间内就做了许多事。我们还必须通知州立实验室，准备好接收用以确诊的样品。"

在应变流行病仓促成军的指挥所里，孔德拉茨基立即安排发放抗毒素血清。位于亚特兰大的疾病控制与预防中心总部，在全国各个重要地点均配备相关物资，同时提供一支全天候让所有医生保持畅通的电话线。距离最近的抗毒素血清，位于纽约市约翰·F.肯尼迪机场的检疫站，约115英里。

直到此刻，帕姆·斯托吉斯还不怎么对这种疾病感到害怕。但当她听到治疗方案时，才明白自己可能危在旦夕。"医生解释，有时候抗毒素血清会产生严重的副作用，包括致命的过敏反应，那时我才明白情况有多严重。"

就在此时，阿尔斯特郡卫生检验人员布赖恩·迪万（Brian Divine）及凯文·杜蒙德（Kevin DuMond）已经抵达金斯顿医院。"我是在家接到电话的，"迪万记得，"是主任打给我的，他要求我着手调查肉毒杆菌中毒可能爆发的大规模疫情。我们约在六点十五分抵达医院。在看过病人之后，我们询问了同样参加晚宴却未发病的人，以断定谁吃了什么食物。"他们清点了谁吃了什么，根据这个信息，检查人员挑出两样可能的食物——大蒜面包与奶酪球。因为七名宾客都吃了意大利面沙锅，因此腊肠（很讽刺的是，肉毒杆菌中毒一词源于腊肠）并非中毒根源。史蒂夫·吉尔森、帕姆·斯托吉斯与阿瑟·兰德里均食用了大蒜面包，而芭芭拉·兰德里也吃了。

疾病控制与预防中心已经通知皮卡德，1985 年加拿大温哥华爆发的事件，油渍大蒜是元凶。这个事件在两名青少年姊妹与母亲从温哥华到蒙特利尔旅行时，产生视力问题、吞咽困难与虚软无力，才暴露出来。诊断是肉毒杆菌中毒；他们在温哥华一间家庭式餐馆用餐。当此事件公开以后，许多案例都被确认出来。最后这次事件成为北美地区最大规模的疫情爆发，影响扩及来自三个国家的 36 人，包括美国的许多区域与加拿大的八个省。肇事元凶是应该要冷藏却没有冷藏的油渍大蒜。

典型的案例集中发生，只有肉毒杆菌中毒可以加以解释，然而这种事对于诊断者来说，并非那么顺利。温哥华事件最有趣的一点是，在三人被确诊为肉毒杆菌之前，所有患者都误诊出一长串的病名——七名被诊断为重症肌无力，四名为病毒感染与精神官能症，三名被诊断为中风与吉兰—巴雷综合征，另外的案例则被诊断为各式各样不同的病名（包括过劳）；只有比例不到百分之十——一对双胞胎姊妹与其母亲，在第一次看医生的时候便被正确诊断出来。大多数医生在其执业生涯中，极有可能一次都没遇见过肉毒杆菌中毒病例，所以皮卡德医生能快速诊断，更加令人印象深刻。

在疾病控制与预防中心提出油渍大蒜的线索后，迪万发现一只 8 盎司重的寇拉维塔（Colavita）罐子，里头装有纯橄榄油浸泡的碎大蒜。"我们在晚上十点抵达吉尔森家，并采样了油渍大蒜、意大利面里的奶酪与腊肠。我们将采样送抵奥尔巴尼做检验。"因为大蒜被浸泡在油中以致与氧隔绝，同时未添加防腐剂，仅置于室温下保存。这些因素合起来，构成了让孢子发展成细菌进而在罐中产生毒素的绝佳环境。史蒂夫把圆面饼切成八分之一，涂上了人造奶油、大蒜、油，在烤肉架上过一下火——由于时间太短，以至于无法破坏毒素。食物必须加热到 176℃ 达 15 分钟，方能破坏肉毒杆菌毒素。

在将样品送往奥尔巴尼实验室之前，迪万仔细地包装样品并加以标示，这是非常重要的预防措施，因为实验室人员可能因样品保存不当而吸入毒素，造成中毒。在临时指挥所内，斯坦·孔德拉茨基正准备将抗毒素血清送给病人，但是时间与天气都不作美。"疾病控制与预防人员很快便发放抗毒素血清，但正值上下班高峰时段，纽约市区的桥梁都堵车，通过地面运输可能花费太多时间。我们同时错过了最后一班客机。我于是打电话给州立警方。虽然天气不佳，警方还是派了一架直升机飞往约翰·F.肯尼迪机场。"

直升机飞行员——同时也是技术中士的约翰·路威格（John Ludweig）回忆："我在大约下午六点时接到队长卢·格罗索（Lou Grosso）的电话。他告诉我，金斯顿发生了大事。我人在斯图尔特机场，必须从约翰·F.肯尼迪机场取件送到金斯顿。当时地面风大。"路威格飞到约翰·F.肯尼迪机场取了包裹，从柏油碎石跑道起飞，把直升机机头微微倾斜后立即朝西扬升，逆风飞行。在短暂且颠簸的航程后，他降落在金斯顿本笃会医院（Bendictine Hospital）的停机坪上。当地警察车队已在那里迎接他。警车以警示灯光及鸣笛，一路护送他到金斯顿医院——三名患者已经住进了那里的重病看护病房。

史蒂夫·吉尔森的状况急转直下。

使用抗毒素血清并不是很轻易做的决定。接受治疗的患者中，百分之二十会出现副作用。因为主治医师在初期阶段并不确定病人是哪种肉毒杆菌中毒，于是给了对抗 A、B、E 型病毒的"三效"（trivalent）血清。对于像吉尔森这样严重的患者，投药显然是优点多于风险，但对帕姆·斯托吉斯就不一定了。

"我们被告知有抗毒素血清，但是可能造成极严重的副作用，甚至可能致命。我吓坏了，决定等到第二天早晨再做定夺。到了星期五早上，我几乎拿不起牙刷，我决定接受抗毒素血清。我的头痛与疹子持续了二到三周。我的整个身体变成紫色，脸也肿了起来，这些症状后来才逐渐消失，我很庆幸自己能够痊愈。"

星期五早晨，晚宴聚会后的第五天，布赖恩·迪万将吉尔森厨房采样来的检体送往奥尔巴尼的实验室做检验。第二天，州立实验室有了初步的结果，显示可能真的是肉毒杆菌中毒。两天后，实验室确认，油渍大蒜含有 A 型肉毒杆菌毒素，跟稍后由患者体内检出的为同一类型。

1989 年 3 月 1 日，纽约卫生部发出公告，通知人们丢弃寇拉维塔品牌的油渍大蒜。第二天，食品与药物管理局也同步发出该产品的警示。位于纽瓦克的制造商寇拉维塔意大利面与橄榄油公司自愿召回商品。在这些产品中，4 盎司、8 盎司与 32 盎司的产品总共生产了三百箱。史蒂夫·吉尔森、阿瑟·兰德里与帕姆·斯托吉斯稍后对制造商、经销商与当地零售商提起诉讼。

检验人员迪万试图追踪吉尔森使用的那罐油渍大蒜——吉尔森收到的由这罐油渍大蒜与其他寇拉维塔商品组合而成的圣诞节礼物篮。在卫生检验人员的报告中并未明确揭示，究竟吉尔森将其置于室温，还是第一次开封前就加以冷藏。就像多数谨慎的厨师一样，吉尔森在第一次开封使用后，倒是将其一直冷藏着。但和大多数人一样，吉尔森并不明白，冷藏并不会使先前形成的毒素消失。大蒜从土壤里冒出，这里头可能藏有肉毒杆菌孢子。在无氧环境的油中，孢子可能发芽并形成毒素。同时，产品又并未在工厂内添加柠檬酸或磷酸使其酸化——这道程序可能降低毒素的形成。

迪万知道吉尔森用了那瓶寇拉维塔油渍大蒜三次。第一次是几个月前，当时他把大蒜加入鸡的热菜中。第二次则是加入星期六晚上的意大利面沙锅中（这场聚会毛切里医生也参加了，也就是临时起意的小型聚会的前一晚）。星期六晚宴上的宾客没有人出事，因为食物是热腾腾上桌的。第三次则是致命的星期天晚宴。

幸好，三名受害者最后都痊愈了，虽然他们在完全康复前花了好几个月的时间，但就某种程度而言，所有人在未来的几年内都没能真正恢复正常。在 19 世纪 50 及 60 年代，肉毒杆菌中毒的致死率约为五成。到了 90 年代，致死率降为百分之五到十，多亏有抗毒素血清的研发及现代化的重病看护病房照护——但如果你是受感染者或认识受感染者，数字还是显得惊人。

赴宴的宾客知道，事情本来会更糟的。那天在史蒂夫·吉尔森家里的大多数人并没有吃大蒜面包，帕姆解释："我们没有空间在流理台上放置所有的菜肴，史蒂夫于是将大蒜面包放在他座位后方的炉子上。女孩们在盘子装满食物走回客厅之前，她们根本没看见面包。到了用餐中途，史蒂夫记起还有大蒜面包，这才端出来给大家吃。迈尔斯没吃。阿瑟、芭芭拉跟我都只吃了一小片。接下来的时间，史蒂夫大约吃了五六片。"芭芭拉·兰德里是唯一吃了面包却没发病的人，或许是她吃的那片含有的大蒜非常少，也或者是她那片比其他人都小。

主人翁史蒂夫·吉尔森吃的面包最多，也吃进了最多的毒素。医院的医生必须给他呼吸器才能维持呼吸，还要在他的气管插入塑胶管，输送氧气到他的肺里。

"我还可以感受到那根管子进入我的喉咙，"几年之后他回想，"而且在接受呼吸器的前十五到二十秒，你知道自己无法呼吸。我觉得沉着但清醒，也感到惊慌。我靠呼吸器呼吸达两周之久，在重症看护病房待了五周。"

他悔恨地补充道："我只用了两茶匙油渍大蒜涂在面包上，怎么也没想到，这少许分量的东西竟会这么毒。"

# 故事二
# 玛丽所到之处

　　来自纽约州萨默顿的邮务人员罗伊·哈维（Roy Harvey）于 1989 年 6 月 3 日迎娶丽塔·奥斯本（Rita Osborn），两人皆是 40 岁出头（他们的姓名与镇名皆是虚构）。哈维同时兼任当地消防队的副队长，他知道纽约州消防队长联合会会议即将于 6 月 11—14 日在卡茨基尔举行，而这是他预计参加的会议。因为工作行程紧凑，要找到时间度蜜月相当困难，而卡茨基尔山在一年中的那个时节景致相当优美。"所以我们打算到那里度蜜月。"哈维回想，"我们玩得非常开心，离开时感觉好极了。"但是这种美好的感觉并没有维持太久。

　　"我们在圣劳伦斯河的亚历山德拉湾（Alexandra Bay）露营，度过 7 月第一个礼拜的周末，我开始觉得不舒服——好像得了流感：发烧还有头痛。我吞了一大把阿司匹林，但都不管用。7 月 3 日早上，感觉糟透了，体温烧到 40℃，我便前往当地医院。"医生为他检查后，认同他的自我诊断——流感。但第二天，罗伊的感觉更糟。"天气很热，我却感到冷飕飕，甚至冻僵了，还需要盖毛毯。我的头痛得让我几乎看不见，我甚至不想睁开眼睛。"

　　"搭乘运输卡车九十分钟回到萨默顿的路程，简直糟糕透顶，到家的第一件事就是联络我的家庭医师米切尔·布洛迪（Mitchell Brodey）。丽塔打电话给他。"

布洛迪回想："我照顾罗伊已经七年了，他的健康状况一向很好，因为他很少打电话给我，当天我就在诊室看他。当他到达时，看起来病得不轻，但是检查后，我却找不到他的感染源。"

当病人因为发烧来看医生时，医生通常会问诊，并且从数百种可能性中检查什么是造成发烧的原因。在这方面，布洛迪有另一项优势——除了是家医科医师，他也接受过传染疾病的特殊训练；他也在当地内科与家医科诊所担任传染病顾问。因此他会询问一整套标准的问题：有没有新的疹子？喉咙痛？咳嗽或有痰？腹痛或腹泻？尿尿灼热感？诸如此类。他也会问是否到外地旅行，或者接触到不常见的动物，或工作场所会接触的东西。接着是体检——肝脏是否肿大？有没有心脏杂音？前列腺是否一碰就痛，或者关节炎或红疹？

有了问诊与体检，加上病例的背景（如季节、患者年龄及职业），通常会让医生判定究竟是两种方向中的哪一种：病灶进程（特定器官感染，如肺炎或泌尿道感染）或全身性进程（不属于任何部位的感染，就像病毒会让病人觉得软趴趴而且发烧一样）。

因为诊断不明，病人看起来又很糟，布洛迪将哈维送往靠近锡拉丘兹（Syracuse）的当地医院住院，做进一步的检验，并接受静脉抗生素注射，以防严重的细菌感染。住院的另一个原因是为了做一些旧式的观察——这在诊断上是很有用的，但却是现代卫生经济学什么都做、而往往扬弃的一项。哈维回想："布洛迪医师大概是你所碰到的最好的医生，我很高兴他是我的医生。他到医院看我，我都快失去意识了，但我记得他说：'你感觉自己快死了，对吧？'我说：'你说对了。'然后他说：'不会的，你不会死的。'"

布洛迪要求的其中一项检验就是血液培养——检查血液中的细菌。

哈维住院当天，又有另一名患者来找布洛迪——这个人发高烧，但是问诊或体检后同样找不出具体的原因。"他属于体温直上直下的钉子型发烧，还有头痛。当我问诊时，我记得自己心里想着：'听起来很像哈维的情况。'"布洛迪医师说，"这两个病例激起了我的职业好奇心。"

7月7日星期五，医院实验室来的电话，至少满足了他一部分的好奇心。"罗伊·哈维的血液培养发现，造成伤寒的伤寒杆菌呈阳性反应。我吓了一跳。"布洛迪回想，"当时我已经从业十年了，从没碰过伤寒病例。"即使布洛迪诊断出哈维的病因，答案只是带出更多的问题。

比如说，一个这样年纪的人，在这个时节身处纽约北部，怎么会患上伤寒？

在两千多种沙门氏菌中，伤寒杆菌相当独特；毫无疑问称得上是沙门氏菌之王。较小的沙门氏菌种会潜入我们食物链中的一大部分，像鸡、鸡蛋、猪、牛、龟、蛇与其他动物，然而伤寒杆菌唯一的宿主则是人类。这表示杆状的伤寒杆菌并不像其他较小的沙门氏菌，会存活在其他动物身上。这种杆菌最初为卡尔·约瑟夫·埃贝特（Karl Joseph Eberth）于1880年发现，而科学家于1984年学会通过人工培养基来培养它。早期的疫苗在很短的时间内被开发出来，但这些疫苗降低伤寒的功效并不大。

这个疾病的病名来自希腊单词 typbus（斑疹伤寒），意思是"模糊不清"，表示罹患此病的患者会烧到不省人事。感染伤寒的患者通常会发高烧、头痛欲裂，有时候剧烈咳嗽、腹痛、便秘或腹泻，通常还会起明显的疹子（或者诗意地称为玫瑰疹）。但是患上伤寒，可谈不上什么诗情画意。

几个世纪以来，该病已经夺走无数人的生命。美国内战期间，南部联盟大军约有二十万名士兵丧生，其中约有百分之二十五死于战争，百分之七十五则死于疾病——大多数是伤寒。在经典的医学教科书《医学理论与实务》（*Principles and Practice of Medicine*，1892年出版）初版中花了很大的篇幅论述伤寒，篇幅仅次于结核病。作者威廉·奥斯勒（William Osler）在伤寒章节详述了他在约翰斯霍普金斯医院（Johns Hopkins Hospital）亲眼所见的1500个病例。1990年，伤寒是波士顿市立医院最常见的住院原因，也是常见死因中的第四位（次于结核病、肺炎与癌症）。

在教科书第七版（1909年）中，奥斯勒写道："伤寒已成军队最大的灾祸，并且比炸药或枪伤使更多人丧命或伤残。最近的战争史就写下人类无能的悲伤篇章：在西班牙对抗美国一役中……军营中五分之一的士兵患了伤寒。"在那次战役中，伤寒使1580名士兵丧生，而遭敌人杀害的死伤人数仅243名。

不幸的是，伤寒不仅是战争时期的一大问题，也并不纯粹是已成历史的遗迹。此病在第三世界依然普遍，在工业化国家也时有所闻。在美国每年约500个病例中，约有三分之二是境外移入，最常见的是来自中美及印度次大陆。虽然现在可以用抗生素治疗伤寒，但百分之五到十的患者仍有肠出血的状况，百分之一有严重并发症——肠穿孔。虽然有现代医学照护与强效抗生素，伤寒的致死率依然有百分之一。

如同许多的传染性疾病一样，伤寒得以控制与其说是抗生素的胜利，不如说是现代卫生与公共卫生策略的功劳。在西班牙对美国的战争后，沃尔特·里德（Walter Reed）医生针对伤寒起草了一份报告，结论是："千真万确地，此病的发展史支持我们的说法，只要人们群居生活时，没有足够设备处理掉他们的排泄物，就是伤寒作怪的时机与地点。"因为里德的这份报告，卫生措施广为施行，大幅降低了伤寒于第一次世界大战与之后的战役中严重威胁士兵生命的概率。

伤寒是通过食物与水传播的典型疾病，医生称为"粪—口传播"的传染路径。这种婉转的形容也无法隐藏伤寒发生的单纯事实，也就是微生物从一个人的肠道末端传播到另一个人的口腔前端，尽管过程有些迂回。传染病跟污水有关，但也跟牛奶、冰淇淋、肉、罐装食物、沙拉甚至带壳生物相关；伤寒杆菌只会短暂地存在于这些环境，而它唯一的天然宿主是人类。

因此，每个伤寒流行病最终都可以追溯到一个人——不是罹患此病，便是没有症状的带菌者。

足以说明此原则且恶名昭彰的例子，便是 1964 年爆发于苏格兰阿伯丁的事件。1964 年 5 月 19 日，星期二晚间，两名学生因为疑似伤寒症状，从阿伯丁皇家医院（Aberdeen Royal Infirmary）转院到市立医院。三天前，一名妇女也因为类似症状被转到同一家医院。就在学生被转入的同一天，妇人的先生与两名小孩，还有另一位没有关系的男孩，也因为类似症状送了进来。第二天，5 月 20 日，细菌培养显示伤寒杆菌呈阳性反应。接下来的几天，还有十多位类似症状的患者被送进来。在一一问诊后，阿伯丁公共卫生医生发现，前十二位患者中的十一名，都食用了在市区西边的现代化超市里购买的罐装咸牛肉。

最终，这次的流行病共有 515 名患者发病，487 名住院，无疑是 20 世纪最大型且最恶名昭彰的流行病爆发。虽然一般来说患者经过治疗，几天后就会觉得好多了，但还是有多位患者住院好几周，甚至达三个月，为的是防止再次传染别人。记者会经常举行，疫情爆发引起的恐慌效应非常广泛。此事件造成的不良影响，让阿伯丁损失了数百万英镑的收入。就连伊丽莎白女王都在 6 月 28 日正式走访阿伯丁，一部分原因便是借此向她的子民显示，在阿伯丁是安全的。

卫生检验人员追踪罐装咸牛肉后发现，感染根源必定从人开始。了解到伤寒的潜伏期，检验人员明白，遭污染的罐头应该是在 5 月 6 日或 7 日开封的。罐装产品通常会先加热到可以杀菌的温度，加热过后，罐头必须加以冷却。研究人员发现，虽然我们以为罐头不会渗水，事实上不然。温度的转变可能导致压力改变，使接缝处出现极微小的裂缝。刚开始，当加热的罐头被放入冷水中，会有压力差从罐内冲出，当内容物冷却，这个压力差会反转，将水带入罐内。如果冷水是纯净的，就没问题；如果不然，杂质就会进入罐内。

阿伯丁罐装咸牛肉是由阿根廷进口的。罐装工厂位于巴拉那河畔（Parana River）拥有六十万人口的罗萨里奥市（Rosario）下游。该城市的污水直接排入河中，最近的上游污水管距工厂仅约半英里。调查人员估计，每天约有 66 吨的排泄物与 95 万升的尿液流经该工厂。位于罗萨里奥市的巴拉那河因流速快，深约 50 英尺、宽约 3900 英尺，所以污水入河后已经相当稀释。不过 60 年代阿根廷的伤寒发生率是每百万人口约五百人（在英国同期，发生率则是两人），一个单一伤寒带菌者，每天就可能排出数百万的细菌。所以在河水中得以存活的伤寒杆菌，很可能在流经工厂时现身，而罗萨里奥罐装工厂可能汲取这些受污染的水，用以冷却加温杀菌后的罐头。

不可思议的是，1955 年，在英国皮克灵（Pickering）爆发的伤寒也跟在罗萨里奥同一家工厂罐装的牛舌肉有关。因为那次的流行病，阿根廷开始在冷水中加氯消毒。然而 1962 年，因为加氯消毒线故障，又因为多种经济上与物流运筹上的原因，没能修复。尽管有皮克灵事件发生在前，在阿伯丁爆发疫情时，从河中汲取的水仍未加以处理，几乎可以肯定含有伤寒杆菌。

若是伤寒杆菌就这样进入罐头，你可能会想，其中应该含有更多其他细菌吧！特别是大肠杆菌。就是为了这个理由，装罐程序特别多了一道质监流程。罐头被冷却水洗后，还要观察十五天。这个流程的目的就在于筛检出"膨胀"的罐头。进入罐内的大肠杆菌会快速分裂，这个过程会产生气体，由内推挤罐壁，使其看起来"膨胀"。同时，一旦这样的罐头被打开，很明显的是，里头的肉已经腐坏，消费者可以嗅得出或看得见食物遭受污染，就不会吃它了。

随着 1964 年阿伯丁爆发疫情，这样的观念就被打破。6 月 1 日，来自阿根廷的部分外观正常的咸牛肉罐头做了细菌培养。虽然肉看起来合乎卫生，罐头也没膨胀，但是肉中却发现了大肠杆菌与伤寒杆菌。另一个有趣的现象是，只有肉的一部分长了细菌，从同一个罐头取样的其他检体却是无菌的，由此得知可能是肉的一小部分受到污染，但是罐内的状况并不利于细菌进一步的滋生（这应该可以解释罐头并未膨胀之故）。这种状况，会是造成阿伯丁流行疫情的原因吗？

稍后的调查发现，超市里原重3公斤的罐头开封后，一部分被放置于冷冻柜，一部分则置于商店面南的展示橱窗。根据气象资料，5月7日至9日阿伯丁的天气温暖，为放在面南窗口的肉品提供了让伤寒杆菌滋生的大好环境。伤寒杆菌擅长分裂；几个细菌几小时内就足以分裂为数百万个。来自阿根廷罗萨里奥的人体源跟苏格兰阿伯丁污染的食物源就这样建立了关联。

起初，布洛迪医师以为罗伊·哈维的血液检验报告出了问题。毕竟，他担任传染病专科医师已有十年时间，从未碰过伤寒杆菌的病例。但是第二个与哈维情况雷同的患者血液培养也同样出现伤寒杆菌阳性反应。"当时，"布洛迪医师回想，"我明白有些事情正在发生。我再度与发病的两位男士深谈；两位均未出国。不过，第二次的访谈揭示了一项重大的关联。两位都是消防员，也都参加了卡茨基尔举行的会议。"由于他这几天经历了伤寒杆菌在这十年间从零到一天两个病例，布洛迪担心，这只是冰山一角。

他即刻通知奥尔巴尼的纽约州卫生部。

"就像每一次的疫情一样，"斯坦·孔德拉茨基记得事情有点好笑，"事件是在周五晚间报告的。"1989年，孔德拉茨基时任纽约州地区流行疫情计划的共同协调人。"我们要求郡方人员将两位患者的检体送往奥尔巴尼州立实验室做伤寒杆菌的确认。到了周末，我们就确认了这点，调查工作在周一展开。对于流行病学家来说，这是一大欣慰，但仍需要下许多的工夫。消防队长联合会给我们一份电脑打印的与会名单与电话号码，饭店则给我们其他房客的名单。有些是来自俄亥俄州、康涅狄格州与宾夕法尼亚州的老人，还有一些散客。我们从艾滋病与性传染病部门调度了人员，协助所有的访谈与打电话工作。"

事实上，整个团队不仅包含纽约州卫生部的传染病管理局，还有卫生、食物保护与实验室小组。其他重要的援助来自地区与当地公卫机构，还有沙利文郡公共卫生护理服务小组。最后，来自亚特兰大的疾病控制与预防中心流行病情报人员将整个团队整合起来。每个人都有许多任务，孔德拉茨基说："我们需要最基本的资料：时间、地点与关系人。"

而且他们必须快速建立这些资料。第一轮的电话访问显示，问题快速地蹿升，病例从州内各处回报。孔德拉茨基跟同事所采取的第一个步骤是：指定并分配人员针对一大群人做调查。除了先前提供的房客名单，当时大约有一万名消防员分住该地区六家不同的饭店。要执行这些调查并分析这些资料，并不容易。

这些调查很快得出一条重要线索：所有罹患伤寒杆菌的患者，均下榻同一家饭店，这里姑且称为格罗夫斯饭店（Grovers）。"饭店管理人员十分配合，"孔德拉茨基回忆，"我们取得 6 月 11 至 14 日会议时间前后的房客名单。"

另外一方面，进行顺利的电话访问也协助将时间范围缩小。只有在会议期间下榻格罗夫斯饭店的客人发病，而且并非全部。孔德拉茨基有了时间与地点，但他还必须确定谁是感染源。为什么在 6 月 11 至 14 日住宿于格罗夫斯的客人有些发病，有些没有？为了回答这个问题，这位流行病学家检验了两个最有可能的传染源——食物与饮水。格罗夫斯饭店使用市立自来水系统，这个系统很快被检验并加以排除。此外，管路也经过检查，确定污水管与净水源没有交叉感染，这个方向被证明是死胡同。

调查人员也访查了房客哪几餐是在饭店食用，又吃了哪些食物。

这真是个艰巨的任务：饭店有 450 个房间，可以容纳 800 名房客，还有近 250 名员工，其中半数在餐饮部工作。在分析过这些调查结果后，调查人员确认可能导致传染病的那一餐——所有发病的人，都于 6 月 13 日早晨在格罗夫斯用了早餐。

但还是有些问题等待厘清。罗伊·哈维那天早晨在格罗夫斯用了早餐，丽塔也是，却没发病。

在稍微好转后，哈维的病情又开始恶化。住院的第三天，他的烧退了，人开始觉得舒服一些。他甚至希望自己在 7 月 10 日的那个周一就可以出院。但是周末时，他出现伤寒可怕的并发症状——肠出血。炎症漫及富含血管淋巴组织的小肠，当感染侵入这些血管，他开始出血。"当我望向厕所马桶，发现里头都是鲜血！"他记得，"我呼叫了护士希瑟，她扶我回到病床。我大概失去一半的血，需要输血。我记得必须签署同意书。"

"我很不想输血，但她告诉我，不输血就会失血而亡。既然她这么说了，便不难做出抉择。我输了 4 品脱的血。"哈维说。

纽约流行病学家心里都有明确的共同目标——找出传染源，杜绝疫情继续扩散。为达此目标，调查人员还有两项重大任务要完成。第一项是确认早餐中的哪种食物被污染；其次，找出伤寒杆菌怎么会出现在那里。

格罗夫斯饭店的餐饮部门规模很大，有个中央厨房及一间咖啡厅。这两个单位加起来，每天要供应三千份的餐点，总共有超过八十份菜单。第一个问题的答案很快就找到了；发给房客的食物问卷回答得很明确，但是问卷所揭示的答案看起来非常不可能：柳橙汁。这让人非常惊讶，因为柳橙汁的天然酸不太可能让伤寒杆菌滋长。

第二项工作是确认伤寒杆菌怎么进到柳橙汁中，这个部分还是难以理解。问卷并未解开疑团；那还需要更多老派的田野调查式的侦探工作。

几乎所有饭店员工都做了细菌培养，以确认是否得了伤寒。一名员工在会议结束后的 6 月 21 日就离职了，这引起调查人员的兴趣。剩下的 250 名员工中，只有一位——我称为乔治·沃特金斯 （George Watkins），呈伤寒阳性反应。沃特金斯是位洗碗工，但有时会帮着准备柳橙汁，每天早晨都会喝上好几杯。沃特金斯的粪便培养在疫情爆发后一周才发现细菌，接下来的检查中又呈现阴性反应，而且一直如此。这种短暂的阳性反应显示，他是疫情爆发的受害者，而非传染源。如果他是带菌者，他的细菌培养反应应该维持阳性，而抗体（呈阴性反应）的血液检查也应该是阳性的。那名离开格罗夫斯的员工是早餐的厨师，负责制作柳橙汁。他必须将二十四罐 32 盎司的柳橙浓缩液倒入一个两百多升的塑胶桶（类似大型的垃圾桶），然后加入 90 升的水，再用金属搅拌器搅拌。

每次伤寒疫情爆发，都是由一个人通过粪便排出伤寒杆菌（或者，极少是经由尿液）开始的。受污染的粪便可能是来自罹患急性伤寒或痊愈的人，或者，更常见的是来自伤寒杆菌带菌者。带菌阶段是一种介于病原体（此案例中指的是伤寒杆菌）与宿主（在此指的是自然感染伤寒者）之间的有趣平衡；大约有百分之三的伤寒患者会成为带菌者。

德国普鲁士的医生，同时也是微生物学家的罗伯特·科赫（Robert Koch），算得上是先驱，他首先提出伤寒带菌者的概念。他于 1902 年 11 月 28 日在柏林的一场谈话中提出这样的假设，他观察发现少部分伤寒痊愈的患者，在痊愈后几个月依然排出伤寒杆菌。当时带菌者的概念像是天方夜谭，还是未经证实的理论。伤寒带菌者虽然没有生病，但粪便中依然会排出伤寒杆菌，如果受到伤寒杆菌污染的水流入了饮水中，或者带菌者如厕后没有完全洗净双手就准备食物，杆菌将如同燎原野火般蔓延。

在阿伯丁疫情中，有些人并不是吃了受污染的罐装咸牛肉，而是吃了用同一把刀切割的肉品！

无疑史上最有名的伤寒带菌者就是"伤寒玛丽"，也就是1869年9月23日出生于爱尔兰蒂龙郡库克斯顿（Cookstown）的玛丽·马伦（Mary Mallon）。这位高大结实的金发女孩，14岁就搬到纽约市当厨师。她的就业记录十分糟糕，经常从一份工作跳到另一份工作。

1906年8月底，一名有钱的纽约银行家查尔斯·亨利·沃伦（Charles Henry Warren）的女儿得了伤寒。这家人到颇为高级的长岛奥伊斯特贝避暑，在当地租了大片房产。当家族里其他五位成员也罹患伤寒后，当地卫生官员介入调查，却发现食物、饮水或牛奶都没被污染，毫无斩获，于是草草结束调查。

房子主人担心次年夏天无法将房子出租，于是聘任纽约市卫生部卫生专家乔治·索珀（George Soper）博士与一名认证的伤寒专家深入调查此案。索珀遵循标准流程，先确认了前一拨调查的结果：在屋子里的食物、饮水及管路（室内和室外）均未发现细菌源，索珀于是开始思索伤寒带菌者的可能性，他希望证实科赫的理论。他得知沃伦家族新近聘请了一名厨师玛丽·马伦，他想要找到她。

从索珀对于这段追溯过程的自述，就可以看出他的兴奋之情。

首先，我前往中介公司，他们给了我这位失踪厨师之前被雇用的处所以及曾经推荐她的人。从中介公司提供的资料，我慢慢拼凑出这十年来玛丽的历史片段。你猜我发现了什么？在过去十年里，她所工作的家庭都爆发伤寒，而且，毫无例外。

我现在面临的问题是："她在哪里？"追溯其工作史，1904年，她在长岛桑兹·波因特（Sands Point）的亨利·吉尔森（Henry Gilsey）家工作，当时七名佣人中有四名突然得了伤寒。

在更早之前，1902年，我发现玛丽到科尔曼·德雷顿

（J. Coleman Drayton）位于缅因州黑港（Dark Harbor）的住家工作五星期后，家里九个人中有七个人感染伤寒，一名受过训练的护士以及白天在此工作的妇人，也未幸免于难。1901 年，纽约也曾爆发疫情，我有十足的理由相信，玛丽脱不了干系。1904 年，高级的避暑胜地塔克西多公园（Tuxedo Park）也爆发了疫情……据我的发现，当时她就在当地担任厨师。

终于，索珀遇上了他所需要的机会。在离开奥伊斯特贝沃伦家之后几天，玛丽于 1906 年 9 月 21 日在纽约的塔克西多任职。伤寒紧接着就到，但是在索珀找到她之前，玛丽就离开了。然后，1907 年 3 月，索珀受雇调查纽约名流沃尔特·鲍文（Walter Bowen）位于公园大道 688 号住宅的疫情。索珀终于找到了玛丽，并且跟她正面交锋。根据他的说法："我在那户人家的厨房里与玛丽交谈。我尽可能说话婉转，但我必须说，我怀疑她致人生病，而我需要取她的尿液、排泄物与血液样品。玛丽立即对此建议做出反应。她抓起一把雕刻叉，朝我的方向挥舞。我赶紧朝走廊奔去，越过高高的铁栅门……一直到人行道。我庆幸得以脱逃。"

索珀后来追踪玛丽到出租公寓，跟一名同事无功而返，虽然"拥有机智与判断力"，他们还是无法说服玛丽进行检查。纽约卫生官员介入仲裁，包括一位女性医师约瑟芬·贝克（Josephine Baker）的一组人马，会同警方前往逮捕玛丽。同样的，玛丽"像个剑士般挥舞着手中的厨房长叉"来迎接他们，贝克写道："当她以叉子刺向我，我后退撞到警察身上，令人疑惑的事发生了，当我们破门而入，玛丽已经不见人影。"她躲在柜子里，但她蓝色印花棉布衣裳的一角夹在柜子门边，引起他们的注意。

根据纤细且戴着眼镜的贝克医生的说法："她出来时，边反抗边咒骂，效率与体力惊人……她知道自己从没得过伤寒；她整个人发狂了，我们别无他法，只好把她带走。他们把她架上救护车，我就坐在她身旁一直到医院；就好像跟一头愤怒的狮子处在笼子里。"

玛丽被安置在威拉德·帕克医院（Willard Parker Hospital）的隔离病房，这是纽约的一处传染病安置中心。从玛丽的观点来看，她可能在散播疾病简直是无稽之谈！她从没得过伤寒；当她住在爱尔兰时，一定有过其他比较小的毛病。但她最初的细菌培养，跟接下来八个月所做的培养，都发现了伤寒杆菌。她被认为是美国第一起归档证实无症状的带菌者。市卫生部提议她手术切除胆囊——理论上，伤寒杆菌会存活于带菌者的这个部位。玛丽对于 1907 年进行这项手术的风险略有所闻，于是拒绝手术。

因为卫生部门并不相信玛丽·马伦会遵守他们的规定：不再担任食物料理人员或厨师工作。她于是被软禁在北兄弟岛（North Brother Island）一座小型独立的河畔医院（Riverside Hospital）检疫所，北兄弟岛位于东河（East River）的一片十三公顷的土地上。接下来的是一场法律大战，挑起了人权与公共利益之间的矛盾冲突。律师试图让她恢复自由，但法院支持州非自愿拘禁她的法律权，宣称她代表"急迫的危险"。市政府官员引述了《大纽约宪章》（*The Greater New York Charter*）里的两段文字：

> 卫生部门应使用所有合理的手段，查明疾病的存在、原因或者对生命或健康的威胁，并且阻挡上述危险，贯彻全市。
>
> 上述部门可以除去或将病灶移除到指定的适当地点，任何染上接触传染性、可能引发疫情或传染性疾病者；为妥善处理上述案例，并得严格掌管与管控医院。

在法律案件之后，媒体报道将马伦称为"伤寒玛丽"（Typhoid Mary）。在 20 世纪初期，伤寒还是致死的常见原因；大众对于明知故犯将疾病传播给他人者少有耐心。就好像现今有人故意使人暴露于艾滋病病毒或结核病的环境中。

1910年2月19日，玛丽承诺换工作，并接受卫生部门的监控，因而获得释放。但她没有一样做到，因此造成更多的小型疫情。索珀再次逮捕了她（1915年），她又再度被拘禁。她的余生就在河畔医院的检疫所度过。1938年，她死于中风，她的半生都在幽禁中度过。

玛丽·马伦个人必须为至少53例伤寒与三例死亡负责。她死的时候，纽约市还有349名伤寒带菌者，但她是唯一被监禁的；其他人都改变了习性，并接受卫生部门的定期监控。虽然其他带菌者，如来自英格兰福克斯通（Folkestone）的挤奶工N先生，也传播了不少伤寒病例（接近两百人），但玛丽·马伦却是最恶名昭彰的。

在卡茨基尔消防员爆发的疫情里，水源与饭店管路系统皆经过检查，并排除为细菌根源。只剩下失踪的早餐厨师，结果他比玛丽·马伦更难寻获。

孔德拉茨基说："一整个暑假，大学生在卡茨基尔打工的时间都过去了（仍未寻获）。那位离职的早餐厨师来自中美，在当地，伤寒是地方特有的传染病，而且带菌者更为普遍。我们怀疑，但无法证实他就是传染源。他在疫情披露前就离开了格罗夫斯。我们通过许多方式试图找出他的下落，一名操西班牙文的公共卫生护士甚至在他最后已知的纽约住所堵他，但他再也没出现在那里。我们也跟社会保障与社会福利人员联系，依然遍寻不着。"

虽然找不到那名厨师，孔德拉茨基还是十分确定，自己知道细菌是如何跑到柳橙汁里的。"每个人对访谈的反应不一，"他回想，"第一次我访谈沃特金斯（受感染的洗碗工）时，他人在厨房，老板也在场，他守口如瓶。稍后，他老板不在时，我再度跟他交谈。我带他到大楼外面逛逛，我们坐在草地旁的野餐桌边吹吹凉风。当他明白我不是警察之类的人后，他才松口。他告诉我，他们用两英尺长的金属搅拌器搅拌柳橙汁。我记得他说'应该是那支有绑线的'，虽然当时我并不明白他的意思。"

"当我回到厨房，墙上挂着三支金属搅拌器。其中的一支有条线固定着把手与棒子，我没收了这支搅拌棒，尽管我知道在洗碗机一百八十度高温下，我是培养不出细菌的。当我驶出城，在街角碰见沃特金斯。我靠边停车、打开车厢，问他那支绑线的搅拌棒（我没收的那支）是否是他跟失踪厨师所使用的。结果是。"

"我问他，为什么有那条线？他说是要把把手跟棒子固定在一起，没有线会一直掉。"孔德拉茨基说，"你看出关键点了吧。当棒子掉进柳橙汁，他必须伸出手把棒子捞出来。我在心里建立了之间的关联性。他的工作站就在员工厕所外面，里面没有肥皂、水或纸毛巾。我有了似乎可信的生物学解释。"

最终确认出 45 个病例，而卡茨基尔事件堪称近十年来美国国内最大型的伤寒疫情。除了确诊病例外，还有 24 人被强烈怀疑具有相关性，但没有获得证实。这两组人员加起来，格罗夫斯房客的染病率达到百分之十一。

其中 21 名患者必须住院；四名有并发症：两位胃肠道出血，两位是需要动手术的肠穿孔。幸运的是，在此次疫情中无人死亡。

罗伊·哈维在输血四次、住院十天后，终于存活了下来，虽然四周无法工作。至于丽塔，从未发病，她的丈夫解释："她就是不爱喝果汁啰！"

## 故事三
# 婴儿与洗澡水

事情是从 1988 年 6 月 15 日开始的，就像小儿科诊所里多数常见的病例一样。毕竟，学步的孩童腹泻再寻常不过了。

刚开始，十四个月大，来自密苏里州开普吉拉多（Cape Girardeau）的凯蒂·沃尔茨（Katie Wolz），除了腹泻外，没有其他症状——也没发烧，就只有腹泻。她的妈妈凯瑟琳·沃尔茨（Kathleen Wolz）是位精力充沛的三十岁律师，她的反应就跟其他妈妈一样。"我以为她只是感染了小孩容易感染的病毒。"她回想，"她看起来不像生病，我就让她喝流质的东西，心想会过去的。"但是几天后，并没有过去。小凯蒂还是持续腹泻，还开始有钉子型的发烧，烧到39℃。"时值盛夏，天气很热，我怕她会脱水，于是带她到小儿科诊所。"她的妈妈回忆。

7 月 20 日，开普吉拉多的小儿科医师杰西·拉姆齐（Jesse Ramsey）帮凯蒂做了检查。他发现她健康状况良好，没有严重脱水的情况。他诊断可能是肠胃炎。

细菌与其他微生物进入人体的途径相当有限，其中一个是经由刀伤或擦伤的皮肤，这样一来，潜伏在皮肤表面的细菌就有了入口。结果往往是皮肤感染，称为蜂窝性组织炎。其他时候，微生物可能经由蚊子或蜱虫叮咬过的完整皮肤进入血液当中，疟疾及莱姆症即是此种机制下形成的疾病。还有一种进入途径是通过呼吸系统；无数的病毒与细菌会通过这种模式入侵，它们就存在于我们所呼吸的空气中。流感便是以这种方式侵入的病毒。有时候，微生物会穿透黏膜，如眼睛、喉咙或阴道，进入人体。结膜炎、扁桃体发炎及梅毒，皆是通过这些途径入侵。

当然，还有消化道。我们放入嘴巴的每一口食物、每一滴饮料，都有可能携带搭便车的病原体。大多数的病原体会因胃酸失去活性，有些则无法抵挡胃与肠道里各式各样消化酶的攻击。另外也有一些会被内脏里的免疫球蛋白拦截而破坏掉。但尽管有这些多重的防护措施，部分病原体还是可以颠覆宿主的防卫机制，一旦如此，就会造成肠胃炎的一般症状。

肠胃炎是包含各式各样消化道不适的统称，也是人类最常见的毛病，前兆通常是恶心、呕吐及发烧，接着很快会产生腹部痉挛与腹泻的症状。肠胃炎可能由各种病原体造成——细菌、病毒及寄生虫，还有毒素及毒药。大多数病人不用抗生素就会很快改善，大致来说，在卧床几天后，摄取大量的清淡流质食物，避免奶类产品，身体就能成功击退入侵的微生物或毒素，而一场战争之后，病人的状况会越来越好。

另一方面，当微生物是特别恶性的，如霍乱或伤寒，使水化作用无法达成时，水分流失所造成的并发症，很可能造成严重后果甚至致命。1980年的第三世界，有460万名儿童死于腹泻造成的脱水。这个令人惊恐的数字到1990年降到了310万，一大原因是使用了口服补液疗法，减少静脉补充水分的需求，后者在不发达国家不仅费用过高，在后勤资源上也是相当困难的治疗。某些普通的疾病有时候会被身体的防卫机制所控制，但如果那个人的水分没有适时补充，即使是"自限性"疾病都有可能致命。

尽管这方面的进步显著，但腹泻依然是全世界儿童致死的最常见原因。即使是美国，根据疾病控制与预防中心的估计，食物导致的疾病每年造成近乎 7600 万的病例；32.5 万人住院治疗，以及 5000 人死亡。死亡病例通常出现在免疫系统出现问题的病人身上，他们可能非常老，或非常年轻。

但是凯蒂·沃尔茨并非身处第三世界；这里是美国内陆密苏里州的开普吉拉多。她的免疫系统也相当正常，她并没有因为感染而显得非常严重，也持续补充着必要的水分，拉姆齐医师于是决定晚点再用抗生素，并向沃尔茨太太保证已经采取了正确的步骤。与此同时，他非常关切凯蒂持续的高烧与腹泻；她已经病了许多天，一般病例应该可以看出一些改善。造成消化道感染的疾病多达两百种，一旦了解原因就可以确认疗法，拉姆齐医师于是要求实验室对粪便样品做分析，检查是否有各式各样的微生物——这是个例行检验。

两天后，他接到实验室的电话，结果一点都不寻常——有好消息也有坏消息。

好消息是：检体中并未发现常见的病原体。轮状病毒是造成五岁以下儿童急性肠胃炎极为普遍的病原体。在美国由轮状病毒引起的腹泻每年约 300 万例，并造成约 5.5 万例住院。不过轮状病毒感染通常好发于冬季，且具有高度传染性；而现在时值夏天，凯蒂的朋友中也没有人生病。

另外，轮状病毒检验呈阴性反应，血液培养也未出现实验室经常检验的病毒阳性反应——沙门氏菌、大肠杆菌以及志贺氏杆菌（Shigella）。这么多好消息。

坏消息是，或者换个乐观的说法——令人惊讶的是，长出"不寻常"的细菌。"事实上，一种之前我从未听过的，"拉姆齐回想，"是类志贺邻单胞菌（Plesiomonas shigelloides），我很快查阅了相关书籍，发现这个菌种在美国很罕见，在热带区域却相当普遍。我第一个反应是：'我不相信，一定是哪里弄错了！'"拉姆齐医生说，"但我并不确定，于是要求实验室将检体送往杰斐逊市的州立实验室进行确认。"接着，他致电沃尔茨太太。

"这就是那种你会想从医生那里接到的'别惊慌，但是……'的电话。"她记得，"他告诉我，凯蒂的细菌培养出现相当罕见的菌种，他已经通知州立实验室。让我害怕的是，似乎没人确定该做什么。凯蒂虽然还腹泻，但已经好多了，而且没有发烧。拉姆齐医师说他要再度通报卫生部门，要我安心。"

休·提本（Sue Tippen）是位于波普勒布拉夫（Poplar Bluff）的密苏里卫生部东南区总部的传染病协调人。和每天堆在桌上的公文放在一起的，还有凯蒂·沃尔茨的粪便培养报告。在这个夏日里，这份报告从众多文件中脱颖而出，因为身为卫生保健专业人员，她也没听过类志贺邻单胞菌。提本于是针对此主题做了小小的研究。但就算在图书馆，她也找不到很多相关资料，可以确定的是：这个有着很长名字的细菌，从未在她的辖区出现过。

藏身于密苏里河岸，圣路易斯南方约 120 英里的开普吉拉多是个有着四万居民的大学城，大多数人都跟东南密苏里州立大学有关。它算不上是个活跃的港都，偶尔也有载着观光客的内河船只停泊在码头边。虽然看起来像是马克·吐温故事中的完美场景，开普吉拉多却并非颇具异国情调，当然也谈不上什么热带风情。

这也是当休·提本研究眼前的报告时觉得困惑之处。如同她的说法："我没想到亚热带的疾病会出现在密苏里州东南部。"

为了不把读者搞疯，我将类志贺邻单胞菌简称为 PS，在美国，它是种罕见的菌种。在微生物发展阶段，算是相当新的菌种，至少从人类加以归类的角度上来看，它最先出现于 1947 年，被认为跟声名狼藉的霍乱弧菌有亲戚关系。霍乱乃是由霍乱弧菌造成，于 1883 年由著名的细菌学家罗伯特·科赫首先发现。霍乱向来以高传染性闻名（1849 年发生于伦敦的疫情，使 14137 人丧生；1854 年的另一次疫情，则使芝加哥超过百分之五的居民死亡），且并非已经绝迹。在世界上的部分地区，霍乱依然是一大传染病。1991 年初爆发的疫情持续了好几年，影响所及超过百万人，其中近一万人死亡。即使在美国，偶尔还是有霍乱零星及小型集中感染，一般都发生在邻近海湾的州，因为当地人经常生食贝类。

近期的 1998 年，科罗拉多州公共卫生与环境部门收到通报，一名未曾离开该州的 73 岁妇女感染霍乱。9 月 19 日，这名妇女跟十一位家人吃了沿岸抓捕的预煮过的蓝蟹，这些蟹由路易斯安那一家公司贩售。吃过蓝蟹大餐后两天，病人出现严重水泻与恶心症状，住进了医院。她的粪便培养出现霍乱弧菌。

就像较知名的弧菌属，PS 在美国很少造成疾病。刚开始它被归类为弧菌属，但一段时间后，医生明白，PS 在生物学上与真正的弧菌属截然不同，虽然两者有相同之处。

由亚特兰大疾病控制与预防中心所做调查显示，全美一年内仅有 31 例 PS 感染。有些研究人员觉得应该有更多病例，但有些病例并没有被确诊，就像凯蒂·沃尔茨的例子，要不是拉姆齐医师刚开始就要求做细菌培养，也不可能发现。疾病控制与预防中心人员发现，国内的 PS 感染大多与生食贝类有关，或者最近到过气候较温暖的地区，特别是墨西哥及加勒比海地区。

一份加拿大的研究也有类似的结论。和他们的美国同行一样，这些人发现，许多患者曾到热带地区旅游。不过，还是有极少数未曾离开过英属哥伦比亚省；不过大多数病人曾生食贝类，特别是牡蛎。生食贝类（特别是牡蛎）这样的关联性，也见于境内感染的霍乱病例。两份研究中的多数患者，均出现腹泻、严重腹部痉挛与发烧症状。有些病例还有胃肠道出血。这两份研究（也是目前最大规模的研究）指出，几乎所有感染 PS 的患者，不是到国外旅游，就是生食了贝类。

一组日本研究人员在东京附近不同的环境里寻找 PS 的踪迹，他们不仅在一名偶尔患肠胃炎的病人身上发现，也在百分之四的狗与百分之十的猫身上培养出这种微生物。他们还在东京地区的百分之十到百分之十二的河水样品与河岸淤泥中，发现这种细菌。这种与动物的关联不仅限于狗、猫，淡水鱼、家禽、牛、猪甚至蛇，都发现了这种细菌。

　　不只是日本的蛇才存在这种细菌。由蛇感染的例子，还发生在一名 21 岁的美国男性身上，他在华盛顿的国家动物园动物研究部门工作，曾经照顾一条嘴部溃烂的大蟒蛇。蛇死掉了，他负责执行解剖。解剖过程中他穿着手术服，戴着手套。大约二十小时后——1976 年的 7 月 15 日，他出现恶心、呕吐、发冷、严重水泻、剧烈腹部痉挛与轻微发烧症状。他病得太重，于是前往乔治敦大学医院急诊室看病。他发烧到 38.3℃，脉搏跳得很快，还有脱水现象。主治医师做了粪便细菌培养。

　　五天后，此人情况尚未好转，于是回到医院。从第一次看病时所做的粪便培养中发现了 PS。从蛇死前及解剖时所取样品中，也都呈现 PS 阳性反应。此人接受了一周的抗生素治疗，后来才得以痊愈。事实上，多数健康成人感染了 PS，仅会出现些微症状，不经治疗也可痊愈。但是有些人，就像这名动物园员工一样需要抗生素治疗，还有些甚至需要住院。

　　大多数 PS 感染会发生在胃肠道，但细菌也可能造成皮肤、关节、胆囊与血液感染。极少的状况下，可能造成脑膜炎。1983 年，一名出生三天的婴儿被诊断出脑膜炎。妈妈怀孕与生产过程都很顺利，但出生后第二天，婴儿很快变成蓝色，肌肉还出现挛缩。第二天一早，便给予抗生素治疗，并送往儿科重病看护病房。进入重病看护病房后，他的心脏一度停止跳动，但被救活。脊椎穿刺发现了脑膜炎，并从脑脊液与血液中培养出 PS。他在刚满四岁的当天死亡。PS 真正的传染源不得而知。虽然这个案例极为罕见，但显示 PS 是极为危险的病菌。

因为 PS 在密苏里州（或在大多数州也是如此）并非必须通报的疾病，官方没有要提本进一步追踪此案。"但是这个病例激起我的兴趣。"她解释道，"我于是决定无论如何要调查个清楚。我打电话给沃尔茨太太，取得一些背景资料。"

"休·提本有天在我上班时打电话给我，"凯瑟琳·沃尔茨回想，"她问我们是否出过国，我笑了出来。我的行程紧凑，根本哪里也去不了。接着我们讨论了凯蒂可能的感染源。我们在 7 月 4 日那个周末到过当地一处游泳场地肯塔基湖（Kentucky Lake），但天气不佳，凯蒂几乎没下水，只是在旁边玩玩水罢了。大概在这个时候，我们到邻郡一处私人湖泊游泳，但凯蒂应该没有喝到水或者嘴巴进水，虽然我不能完全确定。"

在第一回合的问答之后，并没有获得太多线索，提本接着提出另一轮问题。她在内心试着追踪这种奇怪细菌的源头：是在水中吗？在环境中？在食物中？她从好几个方向进行调查。她知道小孩的饮用水来自公用自来水，但是该地区没有通报其他案例，所以极不可能来自于此。她知道，他们家里唯一的宠物是一只名叫马弗里克的西班牙长耳猎犬，而马弗里克相当健康。接着她们讨论了食物。当然毫无意外的是，学步的婴孩不可能吃下牡蛎或其他生鲜贝类（或任何其他可疑食物）。当她得知凯蒂在上幼儿园——这看起来似乎是个线索，她决定亲自调查一番。"该机构的主任一点也不开心。"打电话的沃尔茨太太回想。但这种情况下应该要接受调查，主任也只好全力配合。

提本一边翻着病例卷宗，一边回想："我的记录显示，我在 8 月 12 日那天拜访了幼儿园。跟园中好多人谈过后，我发现，那是一个由教会经营的相当干净的机构，大约有一百位小朋友注册。在寻找 PS 可能的传染源时，我确实注意到年龄稍大的小朋友聚集的房间里养了几只天竺鼠。但是凯蒂和其他十位最小的小朋友玩的房间没有任何动物。此外，机构里的其他小朋友，也都没有类似凯蒂的症状。"

如果肠胃炎是在幼儿园造成的，那么病例应该不止一起，而凯蒂是唯一一位染病的。提本当天的造访还发现了另一件有趣的事。凯蒂与那所幼儿园还有第二种关联。他们的一名员工——20 岁的马尔奇·曼（Marci Mann），会在每个星期二晚上担任凯蒂的保姆。通常她会在沃尔茨家照顾凯蒂，但有时候，因为行程与其他缘故，马尔奇会将凯蒂带回她的公寓。提本随口问了马尔奇住处是否有动物，结果是肯定的，马尔奇跟她丈夫凯文养了些宠物——一只猫，一个水族箱里养了五只淡水水虎鱼！

"我们在圣路易的热带鱼店里买下它们，并且喂它们吃小鱼。"

听到这里，提本感到一股兴奋感流窜全身。她知道淡水水虎鱼是南美亚马孙河流域著名的肉食鱼种，绝对是热带鱼种。她也知道，其他科学家曾经从水族箱中检验出 PS。在一年前英国所做的一份研究报告中，研究人员从加的夫（Cardiff）地区的六家宠物店的一百个水族箱中取样，全都含有某些足以致病的细菌。沙门氏菌只在八组水族箱中发现，产气单胞菌属（Aeromonas，与 PS 相当接近的菌种）则在九十八个水族箱里均有发现。 而 PS，正出现在其中的一个中。

与水族馆及热带鱼的关联，很可能是休·提本正在寻找的失落的环节。

一开始，水虎鱼理论还存在一些疑点。首先，鱼的健康状况良好，虽然提本知道，动物携带疾病并传染给人类时通常如此。比较困难的是，马尔奇跟丈夫将水族箱放在高柜上，上面还有坚固套牢的盖子。学步孩童在立体空间（Houdini）技巧上一向很差，而且凯蒂是怎样也无法爬到鱼缸处的。虽然提本确信水虎鱼一定脱不了关系，但她还看不出接触端倪，调查似乎陷入僵局。

但僵局没有维持太久。

"几周后，"沃尔茨太太说，"一个星期二晚间，我到马尔奇的公寓接凯蒂，注意到一件奇怪的事情。马尔奇刚把凯蒂从浴缸里抱出来。让我惊讶的不是马尔奇或凯蒂，而是马尔奇的丈夫——凯文在喂鱼。由于休·提本对我提过鱼这件事，马尔奇开始跟我讨论这些事。起初我甚至不知道他们养鱼。我记得告诉过她：'凯蒂是不可能爬上那里的。'接着凯文开始清理鱼缸，很显然他把一些水倒入浴缸。鱼缸有滤网，但他们经常必须把水倒入浴缸。那是因为他们住在二楼，浴缸便成了倒水的合理之处。但还是没有解开谜团。"

"突然之间，灵光乍现。马尔奇和我看看彼此，说了同一句话：'是浴缸！'凯蒂喜欢喝浴缸里的水。"沃尔茨太太解释道，"她特别喜欢吸吮湿湿的沐浴巾；我们老是拿这个开玩笑！"

她们立即通知提本，提本有了这个新消息，于是送了样品瓶给马尔奇，马尔奇用瓶子采集鱼缸里的水。8月23日，提本将瓶装检体送往杰斐逊市的实验室检测PS。

鱼可以传染数种疾病给人，特别是人食用鱼类时。生鱼片通常含有各种寄生虫，特别是一种小圆虫，会造成腹痛与腹泻，称为异尖线虫病（anisakiasis）。有时候因为疼痛剧烈，可能误诊为胃溃疡或盲肠炎。这种线虫还可能经由食用鱼而进入人体；多年前，这在生活在纽约的犹太老奶奶间颇为常见，因为她们会吃下还没完全煮熟的鱼丸冻（gefilte fish，一种犹太人用鱼做的菜）。非常少见的是吃鱼感染肉毒杆菌中毒的。鱼体毒素可能导致鲭鱼类中毒、珊瑚礁鱼类中毒与麻痹性鱼类中毒三种。

触摸到鱼也可能造成感染。这种皮肤感染（蜂窝性组织炎）是由一种红斑丹毒菌（Erysipelothrix）所造成。医师能否察觉这种较罕见的病例变得非常重要，因为它使用的抗生素不同于一般用于治疗蜂窝性组织炎的抗生素。某些弧菌会造成严重的蜂窝性组织炎，包括一种称为创伤弧菌（Vibrio vulnificus）的菌种。这种病菌通常是通过接触到擦伤的皮肤而感染。这种皮肤感染会起大水泡，可能使皮肤脱皮。这对于免疫功能不足或有肝病的病人来说格外严重，因为有时候会造成严重的败血症甚至死亡。这种弧菌感染通常是因为食用了未经烹煮的贝类或生鲜贝类，所以有些人会建议，免疫功能不足者在吃牡蛎或类似海鲜时要特别小心。

但是人们可能因为鱼缸中的鱼或水受到感染吗？答案绝对是肯定的，虽然并不常见。在美国，大约两千万家庭有鱼缸；每年宠物店售出六亿条宠物鱼。这些鱼，大多来自东南亚与南美。虽然有这么数量庞大的鱼，但是因为染病鱼而造成的人类疫情倒是很少听闻。

人因为鱼缸可能造成的感染，称为鱼缸手指（aquarium finger）、泳池肉芽肿（granuloma）或鱼的结核病。造成感染的菌种是海洋分枝杆菌（Mycobacterium marinum），此菌种与造成人类结核病的菌种相当接近。这种感染可能源自于泳池或鱼缸以及触摸到鱼。由于这种细菌在低温较为活跃，通常会造成称为肉芽肿的组织增生。

最常见的症状是皮肤上慢慢长成的小瘤。因为这种微生物适合生长的温度就是鱼的温度，而不是人类的，所以通常会影响到温度较低的身体部位，如手指、手或手臂。而后这个小瘤可能会增大或溃烂，邻近的淋巴结会肿大。虽然这些病症有可能自行痊愈或使用特定的抗生素即可痊愈，但有时候病菌也可能入侵关节与骨头。就像创伤弧菌在免疫功能不足的患者身上足以造成非常严重的后果一样。

当然还有产气单胞杆菌种及邻单胞体菌种（Plesiomonas），这些菌种通常会造成肠胃炎，但也可能造成皮肤或其他深层组织的感染。

为什么保姆会在送回给父母前帮婴儿洗澡？

"这听起来可能很奇怪，"沃尔茨太太说，"但是我对猫严重过敏，马尔奇的公寓养猫。这就是为什么马尔奇通常在我家带凯蒂的原因，但有时候，她会在她的公寓照顾凯蒂。在这种状况下，我会帮凯蒂多准备一套衣服。在我接凯蒂前，马尔奇会帮她洗澡，再帮她换上干净的衣服。如果不这么做，我的鼻子就会因为猫的皮屑而严重鼻塞。"

两天后，饲养水虎鱼的鱼缸水检验结果出来了，果真验出了PS。提本猜测，在凯蒂洗澡之前，鱼缸脏水一定被倒入了浴缸。当马尔奇放洗澡水时，一些细菌还存留在潮湿的浴缸表面。于是凯蒂把沐浴巾放入口中，PS就这么进入了她的胃肠道。这就足以解释凯蒂·沃尔茨奇案的最后一个环节。

不过，这并非流行病理学家所采取的最后步骤。密苏里卫生部进行调查，以了解鱼缸感染PS的概率有多高。公共卫生单位在全州一些宠物店与私人住家随机抽样十八个鱼缸（包括密苏里六个行政区，每区至少两个鱼缸），并采取水的样品。令他们惊讶的是，其中有四个（或百分之二十二）检出PS。三家不同宠物店的鱼缸水呈阳性反应。这些鱼缸中的鱼并没有生病，宠物店的员工也没有人染病。为了避免员工染病，卫生部建议，员工在接触了鱼缸水或鱼之后要洗手。

马尔奇与凯文继续饲养水虎鱼，马尔奇也继续照顾小凯蒂。解决此问题的方案相当简单。马尔奇跟凯文还是可以把鱼缸的水倒入浴缸，但稍后必须用漂白剂清洗浴缸。

凯蒂后来完全康复了。拉姆齐医师做了两次后续监控的细菌培养，结果皆呈阴性反应，证明凯蒂体内的细菌已经根除。此后她的身体相当健康。

# 故事四

# *都是海绵惹的祸*

"当事情开始的时候，我们刚从加州回来。"约瑟芬·利莫内（Josephine Limone）回想起 1992 年 6 月自己生病时这么说，"我的丈夫阿方索是位牙医，我们才去棕榈泉参加牙医会议。回来几周后，我记得我的腋下很酸，刚开始我记得是左边，然后是右边。当我移动手臂时，尤其酸。我搭地铁上班，当我举起手拉列车上的拉环时，真的很痛。"

利莫内是位迷人的女性，蓄着及肩的深褐色头发，当时正值二十五岁。她和阿方索住在曼哈顿商业区与住宅区间的中间地带，于蒙特西奈医学中心（Mont Sinai Medical Center）的临床实验室担任行政助理。"接下来我注意到腋下肿起来，感觉像是大理石。阿方索看了看，说是淋巴结肿大。我正准备去看妇科医生，因为其中一个肿大处非常接近胸部。那让我有些担心，可能罹患乳腺癌的念头浮上心头。"

第二天，准备换装上班时，利莫内察觉到非常奇怪的症状——身体的各个部位均出现了斑点。"刚开始，我觉得那不过是痤疮罢了。"她回想，"但是它们出现的位置都很不寻常：肚子、小腿，还有一颗在膝盖。"她擦了治皮肤小包的金缕梅酊剂，希望一两天就会干掉。但几天后，斑点依旧在，接着她的头开始隐隐作痛，还有轻微发烧。她知道该看医生了。

死亡晚餐派对：真实医学探案故事集

"我请当时任职单位里的医学主任内维尔·科尔曼（Neville Coleman）医生帮我看看那些斑点。"利莫内回想，"他知道我一年前长过水痘，认为可能是水痘复发。"科尔曼打电话跟蒙特西奈医学与微生物学教授爱德华·博托内（Edward Bottone）博士谈谈。两位医生简短地讨论了这一个案，科尔曼请约瑟芬到博托内的办公室做正式的问诊。

博托内检查工作的一部分是要小心翼翼地切开利莫内的白头粉刺——里头有脓的微小隆起，并且取样放在显微镜下观察。首先他使用确认病毒引起的水痘的特殊染剂，检查结果正常，很快排除了这个可能性。接着，利用其他染剂看看是否有其他细菌的踪迹。取样中有白细胞和少量细长的杆菌。他仔细地将部分取样置于培养皿，以确定细菌的种类（如果有的话）。在确切结果出来前，需要几天的时间。

与此同时，他告诉利莫内，如果出现新的斑点，要马上打电话给他。


要诊断出疹子的病人，有时候看似简单，有时候却很困难。任何所要尝试的诊断基础，都靠对病人的问诊。这可以从最基本的人口统计数据开始：年龄、性别、种族、职业、休闲习惯及嗜好。接下来医生会去了解事情发生的经过。疹子是先出现在皮肤的一部分，再蔓延到其他部位？还是同时布满全身？病人还有其他相关症状吗？发烧或腹泻？关节肿大或头痛？病人服用过新的药物吗？是由医生所开处方吗？是从药店购买还是草药？家里养宠物吗？过敏吗？是对环境过敏还是对药物过敏？家里的其他成员有类似的症状吗？同事呢？

此外，还可引发无数的相关问题，就像任何侦探式的调查，问题的解答通常连带出许多新的问题。如果家里有宠物，那么是哪一种？健康吗？家里的其他成员生病了吗？他们的症状是同时发生的，还是在之前或之后？有没有共同的接触源？疹子的进程如何？是几个小时内就蔓延，还是几天抑或几周？

同任何调查一样，至少在初期，哪条线索可以获得解答，哪条线索会走入死胡同，并不清楚。所以睿智的临床医生会尽可能从一些先入为主的观念开始。起初，他们并不知道哪个解答最后可以导向正确的诊断。

　　虽然问诊很重要，身体的检查也很重要，特别是在诊断有疹子的病人时。皮肤科医生会定义各种不同的疹子。是平的还是隆起的？如果是隆起的，里面有液体吗？如果有，是清汁还是脓液？医生将这些特质称为疹子的形态，虽然重要，形态上的差异还是相当局限，因为皮肤的状况何其之多，可以显示各种疾病的各个阶段。

　　平坦的点称为变色疹（macule）；隆起的称为丘疹（papule）。如果丘疹里有脓，就称为脓包（pustule），如果是清澈的流体，就是水泡(vesicle)。疹子的形态在某种程度上限制了成因，例如莱姆症的疹子通常是大片的变色疹；而水痘则通常是水泡。

　　当然，疹子的分布也是确诊的重要线索。全身布满疹子吗？这些点间隔着正常的皮肤吗？或者一点融入其他点，形成大片融合性的疹子？疹子的演变也是很有价值的一条线索。如果病人有了水泡，是所有的水泡都处于相同的阶段，还是有些已经干掉，而新的又在皮肤其他部位形成？

　　有些起疹子的案例在确诊时似乎显得简单：只是模式的认定。医生只需要看一眼，就可以权威地判定。例如一只手腕上的疹子可能为接触性皮肤炎，是对于表带等某些物质的反应。如果是沿着界限清楚的区域（称为皮片 dermatome，也就是有特定皮肤神经的区域）所发的疹子，通常是由带状疱疹（shingles）造成，也就是水痘病毒在特定的脊椎神经复发。

　　几天后，利莫内来复诊，右上臂有新的疙瘩。"我做了两件事，"博托内回想，"我要她去找传染病专科医师。医生觉得疹子可能是昆虫咬伤所造成，而且不以为意。我于是建议她去找皮肤科医生玛莎·戈登（Marsha Gordon）。"

戈登医生过去曾经帮她看过小问题，包括最近的水痘。看了一眼之后，她请另一位医生来检查患者。"他们问了我一些常规的问题，例如我有没有使用新的肥皂、新的清洁剂之类的。"利莫内说。医生告诉她，他们觉得某种病毒感染了她的皮肤。这通常表示，一个人体内有病毒，而显现在皮肤上的是征兆。像通常在孩提时会得的疾病：麻疹、德国麻疹及水痘就是典型的例子。

戈登医生 1992 年 6 月 25 日的手写办公室日志上写道："病人在五天前发现两侧腋下出现淋巴结病（lymphadenopathy）。四天前出现纤细的脓包——有一些分散……现在只剩右臂一颗。有几个分散的红色丘疹（状态出现在脓包之后）。口腔黏膜正常。腋动脉淋巴结增加（不是腹股沟淋巴结）。"

但医生在确诊前必须做更多的检查。利莫内回想起来，就在这个时候，她开始有些担心。她从没想过自己的状况超乎正常。"在身体状况上，我不觉得自己病得很重，"她说，"但我真正担心的是，没有人能告诉我，到底是什么造成我的症状。"

戈登承认她有些疑惑。根据利莫内的病史以及她的症状，不符合各种感染的特征，皮肤科医生于是得以排除以下症状最常见的成因：带状疱疹与单纯疱疹（单纯造成疱疹的病毒，有可能蔓延至全身）及接触性皮肤炎——当皮肤接触到刺激物所发生的疹子或过敏反应。由于病状的形态是脓包性的，性传染病（淋病）的可能性也提升，但因为各种临床与流行病学上的理由，这个诊断也立即被排除了。

尽管皮肤科医生认为，不特定的病毒最有可能，但还要焦虑地等博托内所做的细菌培养结果出来，因为医生正在考虑另外一种可能性。

当实验室报告出现可能缩小考虑范围的重要信息时，戈登松了一口气。博托内从利莫内患部的取样中检查出很少见的细菌——绿脓杆菌（Pseudomonas aeruginosa，简称 PA）。至少现在医生们知道，这是造成利莫内症状的原因，但这样的结果并不能提供太多慰藉。

绿脓杆菌是一大群细菌的统称，有数百种支系。其首次记述于 1894 年。大多数绿脓杆菌都是无害的，不会造成人类的疾病。绿脓杆菌是极顽强的细菌，可以在任何情况下生存，只要有水汽即可。这种病菌通常出现于土壤、水及植物与动物的表皮。

它所需的营养条件极为基本，以至于几乎处处可生长。这种病菌会产生两种色素：一种是荧光色素（pyoverdin），另一种是蓝色素（pyocyanin）。其中，蓝色素会在细菌中起铁的新陈代谢作用。同时也跟所谓的"蓝脓"有关，这也是 PA 感染的特征。

PA 菌特别喜爱游泳池，因为它生长的温度范围相当广，它也会潜伏在未用氯消毒的按摩池与热水浴缸。健康的人通常不会感染 PA，它会找上那些免疫系统被化疗或重症及其他感染削弱的人。PA 称为机会致病菌，这表示它虽然通常不会感染人类，但若有机可乘，便会以复仇者之姿展开攻击。

它会对防卫机制不佳的病人造成严重甚至致命的感染，如患有烧烫伤、癌症、糖尿病及囊胞纤维症的病人，他们对 PA 抵抗力特别弱。一旦进入体内，细菌会对血液、心脏、肺部、泌尿道、皮肤、眼睛、外耳道、骨头与关节造成严重感染。

尽管很少见，健康的人还是有可能感染 PA。由于喜好潮湿的环境，它也可能出现在网球鞋上，如果穿鞋时踩在了钉子上，PA 常常侵入脚，造成骨头或关节的严重感染。还有一种情况是发生在非免疫系统不足者身上的皮肤感染，称为毛囊炎（亦即毛囊发炎）。

因 PA 造成的毛囊炎于 1992 年已广为人知。在 20 世纪 70 年代中期，就有不少文章记述了泡过按摩浴缸后，PA 造成皮肤感染的案例。第一篇是《美国医学会会刊》所刊登的报告，其指出 1975 年 3

月，有32人使用了明尼苏达一个特定的按摩浴缸，出现了脓包性的疹子。这样的感染率超过百分之五十，因为使用的人数有61人。疹子在使用后最快八小时、最慢两天后出现，并在七天内消失。而没有使用游泳池的37人均未出现疹子。PA菌在部分病人的感染皮肤检体与水中均检测出来。作者的结论是："根据环境证据显示，按摩浴缸是最有可能的感染源。消毒设备与技术的不足是原因所在，也被确认真是如此。"

接下来还有更多的报告。一般的起源在于多人使用浴缸，或在一天快结束时使用（暗指浴缸里的人数或"浸浴者密度"，这是重要因素）以及泡在浴缸里的时间。加氯消毒程度是个因素，温度也是。在这些早期报告中，潜伏期通常不超过四十八小时，而所有的案例，疹子都会消失。有些人是因为家中的浴缸而感染，有些感染则不限于皮肤。有些病人在泡过浴缸后会发展出肺炎、泌尿道感染与角膜炎。

1980年，田纳西州的医生通报了一起稍大规模的疫情，这一次跟健康俱乐部的室内游泳池有关。问题的第一道线索出现在11月，当地医生通报：三名患者出现不寻常的皮肤状况，其唯一的共同点是他们都是健康俱乐部的会员；其中一名患者的细菌培养出现PA菌。疾病控制与预防中心得到通报，介入调查，调查发现总共有37名会员在使用游泳池后几个小时到几天内出现了脓包性的疹子。另外十名顾客有外耳炎的症状，被视为与此疫情相关，但是并没有皮肤相关症状。

疫情前一个月，俱乐部兴建了带自动过滤与加氯消毒装置的室内温水游泳池。11月5日星期三，经理发现池水混浊，检查了加氯消毒器才发现故障。池水的酸碱值比正常值高，并且检测不出氯气释放。但在做必要的检修前，仍旧开放给会员使用。

调查人员发现，作为PA感染的典型特征，只有有毛发的皮肤才会感染（就像毛囊炎的例子）。手掌、脚跟与黏膜并不会感染。PA菌酷爱臀部、腋下及身躯，而不是典型的手臂与脚。许多病人有轻微发烧或焦躁不安的感觉。所有病人的免疫系统都正常，而且没有严重的后遗症。

田纳西州研究的作者同时把焦点放在阻止疫情进一步爆发上，结论是："将池水酸碱值维持在 7.2—7.8 之间，氯气释放量每升大于 0.5 毫克，应能防止绿脓杆菌造成的毛囊炎。游泳池通常能维持这样的标准，因此与其相关的疫情相当少。但要维持温水按摩池与浴缸的酸碱值与氯气水平较为困难，因为相同容量的水有较多泡澡的人，因此氯气的需求较高，同时，较高的温度与震动也会增大氯气向空气中的挥发。"

三年后，也就是 1983 年，疾病控制与预防中心通报了一场更大型的疫情，这一次跟犹他州的水滑道有关。首批病人在 4 月 30 日晚间出现症状。5 月 3 日，盐湖市的卫生部门通知州级主管机关，民众在使用过泳池的长形弯曲滑水道后出现皮肤红疹与耳痛情形。四天后，5 月 7 日，已确认 265 例。调查人员送出问卷给 4 月 30 日使用该设施的两个教会团体逾两百名民众。 在使用滑水道的民众中，百分之七十六的人发病，而没有使用的人则完全没有症状。

在发病的人当中，超过九成有皮肤方面的问题。几乎半数头痛，四分之一发烧。在一个极不寻常的案例中，患者高烧到 40℃，需要住院治疗。

对于已经罹患重病的患者来说，接触到 PA 的后果可能截然不同，就像艾奥瓦州一家大型医院的小型疫情一样。在十四个月期间，患了白血病的七名患者，因接触到医院肿瘤科的按摩池排水，被诊断感染 PA；七人中的四人死亡。

有了阳性 PA 细菌培养反应，并了解该微生物嗜水的习性，博托内将下一回合的询问焦点放在利莫内暴露于水的机会上。如果感染是发生在加州的旅行，那么潜伏期真的很长。而这就是博托内的起点。

"当细菌培养呈现阳性，博托内博士问了我一大串问题。"利莫内回想，"因为我去过加州，他要我回溯，确认我没有洗过桑拿或泡过热水澡。"

"然后他要我想想我的日常行程；他真的问得很直接。"利莫内说，"这有点尴尬，因为我们有职场上的关系，所以显得有些不恰当。不过现在他的角色是临床医生，我也试图以这个角度去看他。他问了好多问题。"

"我的丈夫有没有跟我使用同一条浴巾？同一块香皂？我淋浴过几次？什么时候除毛？用什么乳液与乳霜？我必须把所有化妆品、保养品带到实验室。他为我的香皂、乳液、保湿霜与除毛霜都做了细菌培养，揣度其中是否有东西沾染到细菌。"

但是并没有。

然而博托内还是深信，利莫内一定接触了含 PA 菌的东西。"我知道这种微生物所需的就是水汽，我相当坚持，"博托内回想，"我问她怎么淋浴。当我问到浴巾时，她说：'不，我使用的是丝瓜海绵。'当时我对丝瓜海绵没什么概念，于是要求看一看。"

当博托内看到丝瓜海绵时，心中一震。"约瑟芬把海绵带过来时，"他回想，"还有点湿湿的，当你一挤，还流出一些绿色的水。"博托内博士很清楚 PA 所带的颜色——pyoverdin 与 pyocyanin。从丝瓜海绵流出的绿色液体，很显然就含有这些色素。他心想海绵可能有细菌，于是送检。果真验出 PA 菌。

丝瓜海绵虽然听起来像来自海里，却是由一种热带或亚热带丝瓜藤结的葫芦形果实做成，而光丝瓜的种类就有六种。成熟的果实看起来很像大黄瓜，这也不足为奇，因为丝瓜属于葫芦科，而葫芦科就包含了小黄瓜、南瓜、葫芦与瓜类。

这种藤蔓一般种植于印度与中东，也是命名的起源，它也生长在其他温暖干燥的地区。在许多亚洲国家，丝瓜被当作食物来收成。所有种类的丝瓜都可食用，且在成熟前烹煮及食用；成熟后就没法吃了。丝瓜有时候会出现在菜单上，菜名为中国秋葵（Chinese Okra）。

丝瓜是海绵的唯一一种植物来源，通常用于厨房与浴室，且达数个世纪之久。当作为海绵用途时，丝瓜果实会留在藤蔓上直至成熟风干。木质的外皮被剥除，种子可舀出作为再次栽种之用。干燥的过程只留下木质部的纤维网络，这也是用以输送养分到植物各部位的管状输送系统。这种淡黄色的稠密纤维网，一旦在丝瓜含水后就会再度膨胀起来。

这样做成的丝瓜海绵，通常用作淋浴时的浴巾。许多人喜欢在洗澡时用它来做去角质刷，它可以温和地去除老废的外皮，使皮肤光滑健康。当用于厨房，其粗糙的质感用来清洁碟子与台面再好不过了，而用来清洁可能被一般磨砂型刷具破坏的烤漆锅具又够柔软。就像其他海绵一样，如果一直保持湿润与温暖，丝瓜海绵是很容易聚集细菌的，因为它是用有生命的植物做成，比合成纤维更容易留有细菌。

但直到现在，博托内还是不解，是细菌先存在于海绵里吗？不幸的是，他没能得到确切的答案。他证明了海绵中的 PA 菌种与利莫内皮肤病变培养出的菌种相同，它们属于同一血清类型，所以海绵让利莫内受感染是可以确定的。

博托内推论，利莫内有可能在医院的实验室携带了 PA 菌。但他因为两个理由排除了这个可能。首先，利莫内是在行政区工作，并非临床领域。其次，博托内搜集了十位微生物临床医生的丝瓜海绵并做细菌培养，没有一块呈 PA 阳性反应。

博托内另一个推论是，利莫内家中自来水的微量 PA 细菌污染了海绵，当海绵保持湿润状态，细菌将肆无忌惮地生长。有时供水中会发现微量 PA 菌，即使是自来水。但是少量的微生物是无害的（就算我们喝了水，少部分的细菌会被胃酸破坏，因此不会对人体造成伤害）。但是如果细菌持续生长，就有可能酿成祸端。

利莫内每天淋浴两次，先生（没有使用海绵）则淋浴一次。利莫内将宽四英寸、长八英寸的海绵挂在浴室的热水开关上。因为海绵的大小以及她摆放的位置，还有每天淋浴的次数，使得海绵无法干燥，不能杀死细菌。当她用被污染的海绵洗澡时，等于把细菌擦满全身，细菌便可能从除腿毛造成的伤口或海绵本身造成的小刮痕进入体内。

博托内检验了许多块海绵。他发现，把少量 PA 菌放入海绵，滞留一晚，第二天细菌便成长了 1000 倍。另外的实验则显示，吸了自来水或蒸馏水的海绵也会开始滋生 PA 菌。

医生表示，任何海绵（或浴巾）若总是维持湿度，就很容易滋生细菌。人们通常会定期清洗沐浴巾，如此一来便可去除细菌，但他们通常不会将海绵也丢入洗衣机，所以海绵才会成为感染的罪魁祸首。由天然材质（如丝瓜或天然海绵）做成的海绵，更容易造成感染。

在解决了约瑟芬·利莫内的医学案例后，爱德华·博托内还研究了如何让天然海绵使用起来更安全的方法。他发现，将海绵浸泡在稀释过的家用漂白水（漂白水占百分之十，水占百分之九十）中五分钟，然后彻底洗净，就能有效杜绝细菌。而海绵一周应至少消毒一次。

位于斯托尼布鲁克（Stony Brook）的纽约州立大学的微生物学家乔治·托尔托拉（George Tortora）实验用微波炉将海绵与丝瓜海绵杀菌。他发现，高温微波两分钟会将细菌几乎完全杀光，五分钟海绵将完全无菌。他提醒，微波时海绵要维持湿度，因为高温造成的蒸汽是杀菌的主因。

在博托内的报告发表于医学文献后不久，另外一桩案例出现，但这一次是由高分子无纺布做成的合成海绵惹的祸。此案例简直是利莫内案的翻版：一名健康的 32 岁女性，四天内身体各部位出现了四五十个丘疹。皮肤检体的细菌培养出 PA 菌。她并没有接触到热水浴盆或按摩池。她的医生在她的海绵细菌培养中发现相同的菌种。

另一个案例情形几乎完全相同，但这一次 PA 菌的传染媒介是一个加勒比海天然海绵，一名44岁的女性用它来洗澡。

之后不久，意大利的医生通报：十四名患者在家中洗澡罹患了 PA 发炎。在他们的脓包疹细菌培养中均发现 PA 菌。在五个家庭中，两人或两人以上同时期发病。调查人员发现，PA 感染源包含井水、洗衣机滤网、浴盆与浴室水槽的塞子。

在 2002 年 4 月发生的另一桩奇怪却相关的疫情中，阿肯色州一家纸箱制造厂聘请环境卫生顾问，为员工发生的皮肤疹集中感染做诊断。结果发现，该工厂新近将生产流程的供水系统改为封闭式，用过的水经再循环与处理后，再度使用于纸箱制造机械。27 名员工的手臂、脚及身躯均出现脓包性的疹子；再循环的水中培养出 PA 菌。

封闭式的再循环系统被废弃，管线完全洗净。员工被告知疹子的感染源，并设置了洗手站。同时鼓励员工戴手套。后续的监测显示，水中没有 PA，员工的健康状况良好。

两组医生——一组来自法国南部、一组来自宾夕法尼亚州，提出四桩感染 PA 极不寻常的案例，都跟潜水员潮湿的潜水衣有关。这些相关的案例显示出 PA 多么无处不在，毕竟，水也是无处不在。

一旦博托内厘清了利莫内奇怪的感染原因，治疗就相形简单多了。她使用抗生素，几周后就完全康复了。即使是疹子也都完全消失。此外，这个经验至少在某种程度上改变了利莫内的生活：她发誓再也不使用丝瓜海绵。"我从此再也不使用丝瓜海绵了。"她说，"事实上，我在使用浴巾时也更谨慎了。"

"我的许多朋友都在美体小铺购买沐浴油珠与丝瓜海绵搭配的礼物篮。我总是告诉每个人我的故事。我想每个人都深有所感，因为他们都曾经使用过丝瓜海绵。"

# 故事五

# 误食禁果

就像其他千百个案例一般，整件事毫无预警地开始。它可能发生在任何地方，也可能涉及任何家庭。所以在 1991 年 11 月 10 日星期天的晚上，彼得与米凯莱·伯迪克（Peter and Michele Burdick）对发生在独生女埃米莉身上的胃痉挛与腹泻，并不感到特别惊慌，埃米莉是个娇小的金发女生，当时还不到四岁。这样的症状在成长的过程中在所难免，几乎每个小孩在某个时间点都曾经发生过。当米凯莱也开始感到胃痉挛时，才意识到可能是她俩都吃的东西惹的祸。

"第二天早晨，埃米莉很早便叫我，说她肚子痛。我告诉她躺下，晚点可能就会好。"米凯莱回想。米凯莱来自马萨诸塞州的萨默塞特(Somerset)。"到了下午，情况并没好转；事实上，情况更糟了。到了晚上，我留意到她的粪便里有血。"星期一是退伍军人节，儿科诊所早早就关了门。心想埃米莉可能会自己好，米凯莱等到星期二才带她去看医生。替代埃米莉平日的儿科医生沃尔特·洛克（Walter Rok），玛格丽特·贝洛（Margaret Bello）医生帮她做了检查，并且在福尔里弗（Fall River）的圣安医院（St. Anne's Hospital）安排了抽血与 X 光检查。

"这是埃米莉第一次接受这些检查。她抱怨肚子痛，想要人抱。"她的母亲回想。检查完成后，伯迪克一行人回家，安排第二天复诊。他们隐约期待，就像大多数腹泻的病例，母亲与女儿的症状会自行好转。

可是非但没有好转与改善，情况反而更加恶化；米凯莱与埃米莉的病情越来越严重。

"星期二稍晚时候，我的痉挛加剧。埃米莉跑厕所的频率也越来越高。她哭得很厉害，要我陪她坐在浴室，好把头靠在我的膝部休息。而我的先生彼得值夜班，从晚上六点半到第二天早晨六点半，所以只有我跟埃米莉两人在家。接着我也开始腹泻，痉挛也越来越糟。我也快帮不了埃米莉了，我的疼痛非常剧烈。"

彼得在附近面粉厂的生产线工作，他从工厂打电话了解妻女的状况。他所听到的回复并不乐观。埃米莉与米凯莱一整晚都待在沙发上，因为这样靠浴室比较近。她们两个人都没睡。天快亮时，情况更糟糕。米凯莱每次上厕所时出血的状况也越来越严重，她们俩在家撑不下去了，于是打电话叫医生。

因为脱水与失血，母女俩在星期三早晨就住进圣安医院。米凯莱需要打点滴与止痛剂；她筋疲力尽。

彼得也是。"我工作了一晚。"他回忆道，"因为米凯莱与埃米莉病得很重，我很紧张很焦虑。事情发生得太突然了。还有，那天早晨我们本来安排了修理人员帮我们安装新的炉子。"那一天一夜，他都在病房陪伴埃米莉，直到他的父母从科德角（Cape Cod）赶来接替他，让他睡几个小时。星期四的情况约莫相同。

埃米莉与米凯莱两人都得了肠胃炎。最常见的症状是腹部痉挛、恶心、呕吐与腹泻，即使没有出血，大量腹泻也会使病人严重脱水。全世界皆然，肠胃炎是人类最常见的疾病。感染源多半是病毒与细菌，但是除了这些微生物所产生的毒素外，还有其他来源的寄生虫与毒素也可能造成肠胃炎。大多数病例有自限性；就算是因为病菌引起，多半也会在几天后缓解。治疗方法只是由口腔补充流体，避免身体脱水，或者还会服用乙酰氨酚（acetaminophen）或布洛芬（ibupro-fen）来舒缓疼痛与发烧。

尽管有这些简单的疗法，肠胃炎与脱水在发展中国家依然是莫大的问题。小儿腹泻在第三世界是造成死亡的常因，约占因传染疾病住院的七成，也是印度与阿富汗儿童死因的半数。霍乱是造成肠胃炎的一个原因，在密集补液疗法（rehydration therapy）发明之前，致死率很高。即使是病毒造成的肠胃炎，都可能快速使婴儿或学步儿童死亡，因为他们小小的身体保存的水分不多，相对少量水分的流失，就可能造成脱水，一些严重的病例则可能致死。

补充流体以避免这种结果发生，传统上必须通过静脉注射，但近几十年来，医生多使用新近开发出的口服补液技术，这种方法花费不高，效率也好，可降低第三世界的婴儿死亡率。

当腹泻转为出血，通常表示造成腹泻的是细菌，或者结肠发炎，如溃疡性结肠炎。在第一种情况下，表示造成感染的微生物正入侵肠壁。不管原因为何，腹泻见血很不妙，通常可能让病人惊慌，特别是儿童。腹泻出血的病人，有时候会失血过量，因而需要输血。除此，也有可能出现跟失血无关的更严重的问题。

埃米莉入院后由洛克医师接手。"失血情况相当显著，初步的粪便细菌培养排除了带血丝腹泻的一般原因——沙门氏菌、志贺氏杆菌与大肠杆菌。"他解释道。到了星期五，洛克医师从实验室接到惊人的消息：埃米莉的肾脏功能正在衰竭。

肾脏是深藏在腹部的两个豆子形脏器。全身百分之二十五的血液通过心脏输送到肾脏，肾脏将血液过滤以排除废弃物，这些废弃物再经由排尿代谢出去。

在肾脏代谢的废弃物中有两种，称为尿素氨（urea nitrogen）与血清肌酸酐（creatinine）。血中尿素氨值在医学用语中缩写为 BUN（blood urea nitrogen）。测量这两个数值——BUN 与肌酸酐是全美医生每年要做数百万次以监控病人肾脏功能的化验。BUN 一般正常值为每分升（十分之一升）小于 20 毫克，而肌酸酐则是小于 1.2。当这两个数值超标时，表示肾功能不足或衰竭。肾脏衰竭的程度有别，成因也各异。当情况产生时，医生会通过检查表推断原因。通常有三种原因：第一种称为"肾前性"，表示在血液到达肾脏之前的系统里就存在问题了。这通常表示，送达肾脏的血液不足，有时候是因为血压过低，或者严重缺水。要让肾脏发挥功能，就要有特定的压力，如果血压降低，肾脏会开始衰竭，BUN 与肌酸酐数值也会开始升高。

另一种肾衰竭的情况称为"肾后性"，原因是将尿液从肾脏排出体外的管路阻塞或不通。这主要是管路的问题，当阻塞解除后，肾功能就会立即恢复正常，BUN 与肌酸酐值也会回归正常。尿路阻塞最常见的原因是前列腺肥大。对于上述两种肾衰竭，肾脏本身都不是问题的根源所在。

第三种肾衰竭是肾脏本身无法发挥功能；问题就出在肾脏本身。造成这类肾衰竭的原因有一长串，包括免疫问题、发炎、各式药物的副作用以及其他原因。肾的免疫攻击范例就是肾小球肾炎（glomeru-lonephritis）。成因有许多，其一是链球菌性喉炎引起的；随着时间的积累，像高血压与糖尿病这样的慢性病，也可能导致肾衰竭。

肾衰竭病人的治疗，完全取决于成因。如果是因为严重缺水导致肾前性衰竭，静脉注射通常就能奏效。而大多数的肾后性问题，则需要通过小手术治疗。如果是前列腺的问题，医生会在膀胱置入小导管，舒缓尿路阻塞。有些因肾脏本身疾病造成的肾衰竭，施以类固醇治疗；有些则需要更强效的调节免疫功能的药物。如果这些治疗都不见效，本质性的肾衰竭就需要"人工肾脏"治疗，也就是所谓的血液透析机（洗肾）。

当洛克医生看到埃米莉的 BUN 值达 35，肌酸酐值 2.6，他立即寻找原因。有两条线索让洛克医生想到罕见疾病的可能性。一条线索是埃米莉的红血球在显微镜下的外观：细胞呈现碎丝状、裂开，或者以医学术语来说：红血球溶解。其次是肾衰竭发生的征兆：带血丝腹泻。虽然他只在多年前受训时看过一个案例，洛克医生非常确信，他现在所处理的是溶血性尿毒综合征，简称 HUS。

HUS 算是罕见疾病，最早记录于 1955 年。肾衰竭的医学用语是尿毒症，因洛克医生于显微镜下所见红血球碎丝是红血球溶解造成的，所以是溶血性尿毒综合征。专家认为，此症状是由于肾脏的小血管内层受损，造成肾衰竭。正常凝血的主要元素血小板也会因此降到极危险的等级。肾脏与血球细胞并不是唯一受到影响的器官；有时候肝脏也会受牵连。甚至有时还会并发神经性的症状，例如抽搐及昏迷。更糟糕的是，患有 HUS 的病人大约有百分之五是致命的。

多年来，造成 HUS 的原因不明。病例零星出现在各地。有些病例是因为不同种类的感染造成，通常是肠道感染，如肠胃炎。

大多数病例都是吃了遭大肠杆菌污染的食物造成的。大肠杆菌是存在于人类与哺乳类动物肠道中极为常见的细菌，数量极多。它首先是由德籍儿科医师与微生物学家特奥多尔·埃舍里希（Theodor Es-cherich）定义出来的，并以其姓名命名为"大肠埃希氏杆菌"（colon bacillus of Escherich）。对人类来说，婴儿诞生后的两天内，这种杆菌就攻占了他们的肠道。

光是大肠杆菌，种类就达数百种之多，每一个种类称为一种血清型，而它们就以特定的蛋白质特征作为区别。微生物学家则以细菌上的蛋白质，分类各种大肠杆菌。在细菌身上，有标示为"O"的蛋白质，在鞭毛上的是"H"型（细菌用以移动的鞭子似的手臂）的蛋白质，依此类推。

1981 年 12 月，俄勒冈梅德福（Medford）与郊区的怀特城（White City）爆发带血丝腹泻。梅德福是位于喀斯喀特山脉（Cascade Mountain）西边罗格谷（Rogue Valley）的中型市镇。导致带血丝腹泻的标准病原体检验呈阴性，俄勒冈公共卫生人员也得不出结论。他们寻求亚特兰大疾病控制与预防中心的援助，该中心立即派遣了一组调查人员。主要的调查人员是位年轻的流行病情报人员——赖利（Lee W. Riley），他第二天就飞到了俄勒冈。调查人员在大多数病人身上培养出了极罕见的大肠杆菌类型。当蛋白质检验完成时，这种杆菌被非正式地命名为 O157：H7。当时，大肠杆菌不被认为会造成腹泻，因为它在人类粪便中很常见，刚开始没有人认为这有什么大不了。

次年 5 月，正当俄勒冈调查展开时，另一桩带血丝腹泻集中感染在密歇根的特拉弗斯城（Traverse City）被确认。也辨识出相同的O157：H7 型。两件疫情共同的特征是食用了麦当劳速食店的汉堡。当疾病控制与预防中心搜寻超过三千种大肠杆菌检体资料库时，只找到一种符合这两起事件的菌种，那是于 1975 年由加州奥克兰一名 55岁女性海军军官粪便中采集的。当海军进一步调阅她的记录时，发现她因为带血丝腹泻而生病。

当赖利与组员追溯麦当劳的肉品来源时，他们发现，餐厅的供应商之一是位于俄亥俄州的一家工厂，工厂刚好保留了一些同批牛肉，讽刺的是，这是质监计划的一部分。从病人食用的汉堡同批的牛肉检体中，验出相同的大肠杆菌 O157：H7 型。这是破天荒的发现，虽然这两次疫情的病人中，没有人罹患 HUS。

这也是加拿大研究人员工作的切入点。微生物学家穆罕默德·卡尔马林（Mohamed Karmali）博士试图将这些拼图拼凑在一起。1980年夏天，十天内，多伦多地区 14 名孩童被诊断出罹患 HUS——在这么短的时间内居然出现这么惊人的罕见病例数。因为对于另一位加拿大微生物学家最近指出的"大肠杆菌中的一种毒素可能扮演重要角色"了然于心，卡尔马林对这些孩童检验此种毒素，并且有所发现。1985 年，他扩展其研究范围，提出 40 名患有 HUS 的孩童病例，并发现大多数病人均验出了这种新毒素。他总结："我们的结果显示：（会制造毒素的）大肠杆菌跟孩童原发性的 HUS 有紧密也有可能是偶然的联结。"

由于牵涉到像麦当劳这样的知名公司，这些疫情于是登上了全国性的媒体版面，并占据了各大报纸的头条。有些人称其为"汉堡病"。麦当劳的股价短暂下挫，随即反弹。美国人对于吃汉堡可能感染 HUS 的意识同步抬头。

这个问题在 1993 年再度浮现（埃米莉事件两年后），HUS 再度成为全国性的焦点，当时西雅图地区很多儿童吃了"玩偶盒"(Jack-in-the-Box) 速食店里的汉堡而生病。疫情在 1 月份曝光，华盛顿卫生部收到通报，有儿童带血丝腹泻的集中感染，西雅图地区医院也发现 HUS 病例。在这次疫情中，602 名病人出现带血丝腹泻或 HUS，其中 477 名细菌培养确认了大肠杆菌感染。

这次的疫情在时间点上相当集中，高峰期出现在 17 日到 20 日；144 名患者需要住院，30 名发展成 HUS；三名儿童死于肾病。调查人员追查汉堡肉来源后发现，73 家"玩偶盒"难辞其咎；牛肉屠宰场五家来自美国，另一家位于加拿大。

为此疫情产生的诉讼余波荡漾，有关公司人员承认，当地卫生部门曾提醒汉堡烹煮时内部温度需达 68.33℃；但是他们觉得"过度烹煮"会让肉质变老。无数的集体诉讼与个别诉讼，合计索赔数千万美元。

埃米莉事件就发生在两大疫情之间。在这段时间，HUS 成为全美儿童肾本体衰竭最常见的原因之一。对儿童肾病专科医师来说，这是个颇常见的问题，不过大多数儿科医师并不常碰到这类状况。而评价一个医师好不好的标准是——知道何时寻求帮助。洛克医师清楚地知道下一步：埃米莉必须转到波士顿的医院，当地才有小儿肾脏专科医师以及洗肾设备。

"我非常担心埃米莉，在她生病最害怕的时候，我自己却无法陪伴着她。"米凯莱记得，当时自己的粪便还大量潜血，身上还有静脉注射管。她生病后的那个星期五，埃米莉和爸爸坐救护车到达波士顿儿童医院。她的肾功能正在下降。到了医院，埃米莉膀胱插了导管测量排尿量，同时通过静脉补水。

第二天是爸爸最难熬的时间。"我不知道还有什么更糟糕的事情。"彼得回想，"米凯莱住在医院，没办法跟我们在一起，埃米莉必须进手术室，在锁骨下安装血液透析导管。所有事情都向我袭来。"除了在手术室的时间，接下来的五天，彼得没让埃米莉离开他的视线。

埃米莉的情况值得关注，也非常不幸，但是接下来在福尔里弗发生的事情，让整起事件更显离奇。洛克医师在圣安医院有了第二名住院病人，她叫玛格丽特·卡瓦略（Margaret Carvalho）——一岁十个月的学步儿童，留着淡棕色的短发，情况跟埃米莉如出一辙：先是带血丝腹泻，接着是脱水，然后是无精打采。玛格丽特在 11 月 14 日星期四住院，三天后，也就是星期天，她的肾功能开始退化。

"我又打电话给波士顿医院。"洛克医师回想，在他执业十二年期间未曾看过一个病例，此时却非常确信（从许多方面来说），他正在处理第二个病例。

波士顿医院的专科医师是梅拉妮·金（Melanie Kim），也是肾脏科总主任。11 月 20 日星期三，又有另外两个女孩——一对姊妹花因患 HUS，从福尔里弗另一家儿科诊所转院到儿童医院 HUS 病房。"这非常少见。"金医师回忆，身为地区转诊中心的专科医师，通常每年接触十二个 HUS 病例，时间集中在 6 月与 7 月。"所以，在 11 月看到来自同一个小市镇的四名患者，非常惊人。我们通报了州立公共卫生部门。"除了福尔里弗的四个女孩，金医师的 HUS 病房已经有来自新英格兰北部与波士顿的两个病人。

这时候，重要的讯息出现：福尔里弗的三个女孩中，粪便检体均呈大肠杆菌血清型 O157∶H7 阳性反应——又出现了！

苏珊·莱特（Susan Lett）是马萨诸塞州公共卫生部门流行病学主任。"了解大肠杆菌腹泻与 HUS 之间的关联，我们决定介入调查。我与亚特兰大的疾病控制与预防中心联系，寻求援助。"

理查德·贝瑟（Richard Besser）是该中心流行病情报中心的儿科医师。"我已经去肠胃科报到过了，因为我以为自己会处理一大堆各式传染疫情。结果，只是做些文书工作，并接听打到部门里的电话。在亚特兰大四个月的时间，没有任何一桩疫情需要调查，我其实快疯了。"

接到莱特医师的电话，贝瑟的主任要他第二天就飞往波士顿。"我有些迫不及待，"贝瑟医师回想，"我非常兴奋！"11 月 22 日星期五，他搭了短程飞机到波士顿。第二天早晨，他便和莱特医师展开了调查工作。那个周末，他们访问所有家庭，每个家庭都花了好几个小时。"这些家庭早有初步的推论，表示这种疾病跟冷冻鱼棒产品有关。事实上，当我抵达医院时，他们就问我们，是否来调查鱼棒引起的疫情。"

传染病学家发起了三次冗长的调查。第一次是确认是否还有与此疫情相关的病例。莱特医师的办公室向地区儿科、家庭诊所与医学实验室发出通知。同步进行的还有，莱特与贝瑟利用头几天时间与这些家庭详细地交谈，试图找出问题的起源。是什么让他们感染大肠杆菌 O157∶H7 型？最后，第三拨行动是，调查人员将每个儿童检出的细菌送往实验室，确认是否相同。

最后一个策略相当有帮助，因为他们发现，不是从福尔里弗来的儿童检出的细菌 DNA 特征异于其他四名当地女孩。贝瑟医师说："这缩小了我们调查的范围。"

传染病学家花了数小时，试图找出患者都吃过的食物，好确认感染源。所有家庭都在同一家商店购物，当然，鱼棒的理论很快被排除了。他们从商店的鱼棒及这些家庭冰箱里剩下的鱼棒中，皆未检出细菌。汉堡是另一个可能。在针对病人食用与饮用的食物做分类后，调查人员访问了未发病的邻居。传染病学家称此为"病例对照"研究，用以了解生病的人与没有生病的人在饮食上是否有差异。

通过病例对照研究，莱特医师回忆："并没有明显高风险的食物——鸡块或汉堡，我们也检查了鱼棒。"这很奇怪：先前的疫情都跟碎牛肉有关。调查人员开始感到沮丧，但使用电脑软件分析资料后，发现了极不寻常且出人意料的趋势：患者比没发病的邻居更常饮用苹果汁。

正当传染病学家忙着搜集信息时，埃米莉·伯迪克的病情更加严重了：她的肾脏功能退化到需要洗肾的地步。安装了透析导管后，她发烧，必须在重病看护病房观察一天半的时间。她在重病看护病房接受第一次透析治疗，这个过程是将病人的血液通过导管汲出，进入透析仪器（也就是人工肾脏），以除去废弃物质，接着再将干净的血液输回体内。即使对成人而言，这样的治疗都不太容易忍受。

"为了做透析，埃米莉必须以不舒适的姿势一动不动地躺着。"她的父亲记得，"她最痛恨的是，包裹导管的绷带拆除时会痛。我们买给她一个玩偶——红色的克利福德狗玩偶，它帮了大忙；克利福德有时候会让埃米莉开心地笑。"发生在埃米莉身上的事情，也同样发生在克利福德身上：抽血、监控血压，还有换绷带。

为了减少耗时九十分钟透析治疗的频繁度，埃米莉摄取的水量被严格控制，这样她的身体才不会在两次治疗之间发生肿胀。"每个跟四岁小孩生活在一起的人都知道，他们有多不爱刷牙，但是埃米莉经常问我：她可不可以刷牙，因为她可以吸吮刷毛上的水，她太渴了。"米凯莱回想，她的病情已经好转到可以出院，所以所有时间都在陪伴埃米莉。

她记得跟埃米莉去洗肾，看到别的病人进来接受治疗，不知道埃米莉是否需要长期洗肾。从福尔里弗来的家庭在医院里彼此分享有重症小孩的焦虑。"有个不是我们地区的患 HUS 的小孩，出现神经系统的症状。他没法子走路，当他出院时，被送往康复机构。直到那时，我们才明白事情可能变得多糟。"米凯莱记得，"当哪个女孩出现改善时，我们会给彼此鼓励。"

送往当地医师的公告，导致 18 例大肠杆菌腹泻病例的确认，最终患病总数达 23 例。在苹果汁成为主要的"嫌疑犯"之后，贝瑟与莱特医师回过头找那些父母，找出他们购买苹果汁之处。大多数人记得是在"老史汪希果园"(Old Swanzey Orchard) 买的。老史汪希的主要业务是供应园艺设备与苗圃，它是座像谷仓似的红色建筑。建筑后方有座红色小屋，里头有台传统的木造苹果榨汁机。秋天时，业主每周会制作一两批鲜榨苹果汁。

鲜榨苹果汁是新鲜不经加工的产品：先将苹果磨成果泥，再放入置于木框架上的筛网里。水力榨汁机挤压果泥，苹果汁就慢慢滴流下来。原汁未经过滤，也未加热杀菌；如果你看瓶装苹果汁底部，还会看到沉淀物。苹果汁是天然的食品，即使冷藏，也可能发酵或硬化。它跟一般苹果汁不同，后者经过过滤、加热杀菌，使产品无菌。

这种苹果汁与疾病的关联，让调查人员大吃一惊，因为它是酸性的饮料——一般认为，酸性会让细菌无法滋生。但当贝瑟医师查阅医学文献时，发现一个先例：1980 年发生于加拿大的 HUS 疫情，就源于鲜榨苹果饮品。14 名儿童都来自多伦多地区，就是这 14 名儿童的案例促成了卡尔马林博士的研究。多伦多的"病童医院"(The Hospital for Sick Children) 每年的 HUS 病例约五到十名，所以在十天内出现 14 例病例相当值得关注。大多数儿童来自距多伦多东部 20 英里的郊区小镇皮克灵 (Pickering)。他们参加了户外市集，在那里喝了苹果汁。这些孩子病得不轻，其中一名昏迷了三个礼拜；另外一名使用呼吸器好几天。六位需要洗肾，一名婴儿死亡。

所以这种苹果汁可能致病，至此已相当明确。

传染病学家下一步是确认细菌如何进到苹果汁里。有鉴于病例的群发性（四名女孩发病后三周都没有新病例），他们推测只有一两批苹果汁遭到污染。老史汪希果园是个小型工厂，业主也相当配合调查（不再制造苹果汁）。

老史汪希所使用的大多数苹果都是落果——自然而然从苹果树落下的果实。这些苹果未经洗刷即存放在开放的容器里。根据州法，不得使用未清洗的落果，虽然之后对苹果汁制造商的普查发现，使用落果与未清洗都是极普遍的做法。而大肠杆菌最常见的宿主——牛，同时喂养在落果收成的果园里；另一种可能带菌的动物——鹿，在这些果园里也很常见。调查人员对牛、员工、苹果汁生产设备与水均做了细菌培养，他们甚至造访了鹿的观测站，对现宰动物做细菌培养，目的在于找出线索链中决定性的最后一环，但他们并没有发现细菌的存在。

但是，莱特与贝瑟博士都同意，最可能的原因是鹿或牛，是它们将细菌散布在苹果掉落的地上。"大家都知道，动物很可能在很短的时间内散布细菌。"贝瑟博士说。

埃米莉的病情逐渐改善。12月6日，她出院了。幸运的是，她没有出现神经性的并发症，也不需长期洗肾。到了12月10日，她的肌酸酐值降到1.2。事实上，来自福尔里弗的四名女孩都康复了。

医生们不断证明，大肠杆菌在苹果汁里的存活时间远超过任何人之前的想象。进一步的研究显示，一种防腐剂苯甲酸钠（sodium benzoate）会缩短细菌存活在苹果汁里的时间，但另一种山梨酸钾（potassium sorbate）却会延长这个时间。公共卫生人员与苹果汁业者学到（或可说再度学到）有关苹果汁制造的重要课题，让苹果汁有望比现行饮用起来更安全。在最终的报告中，医生建议消费者，不要饮用使用未经清洗的苹果制造的苹果汁。要知道这点，唯有询问小型制造厂的经营者。医生针对苹果汁业主所做调查发现，大型制造商比较可能先行清洗使用的苹果。

自福尔里弗疫情后，HUS 与大肠杆菌 O157：H7 疾病更为普遍，包含影响更多受害者的小型事件。其他疫情虽小，但相当有趣。其中一件，伊利诺伊州罗克福德（Rockford）地区医院通报五名大肠杆菌腹泻病例。病人的共同点是，所有小孩都在当地的湖里游泳。调查人员介入之后，又发现七个病例。附近没有牛类养殖场，也没有污水处理设备，科学家认为，水禽的粪便或游泳者的排泄物可能是起因。

最近的三起疫情，发生在 2004 年到 2005 年，小孩都是在动物园里感染的，包括北卡罗来纳（大肠杆菌一百零八例，其中 HUS 十五例）、佛罗里达（六十三例，其中七例是 HUS），还有亚利桑那州的两例。这些小孩触摸并喂养了动物，或者接触到栏圈里沾染动物粪便的木屑或锯木屑。

更大规模的跨州大肠杆菌 O157：H7 型疫情也曾发生。这种大规模的感染起因于肉品包装厂的标准流程，少量感染牛就可能污染到大量的牛肉，被污染的肉品可能流通到全国。1997 年，哈得逊食品（Hudson Foods）召回了 2500 万磅碎牛肉。2002 年，朝圣者的骄傲（Pilgrim's Pride）召回了超过 2700 万磅禽肉，2006 年，托普肉品公司（Topps Meat Company）召回超过 2100 万磅牛肉。这只是一部分名单，而肉品召回已成了越来越普遍的做法。

疾病控制与预防中心估计，感染这种大肠杆菌的人约有百分之三到七会发展成 HUS，其中约有百分之五会死亡。全美每年有 7.3 万人感染大肠杆菌 O157：H7 型，这使 2168 人住院，61 人死亡。这些数字似乎在与日俱增。

因为牛与其他哺乳动物通常放牧在生产莴苣与菠菜的田园里，这些食物也可能受到大肠杆菌污染，造成大型的跨州疫情。要从食物供给中根绝这种微生物不太可能。这也是食品卫生之所以重要的原因。清洗水果与蔬菜可以避免疾病；将汉堡内部烹煮温度提升到至少68.33℃，可以杀死细菌。

至于埃米莉，她现在是个快乐健康的六岁女童。她比同龄女孩在被问到长大后想做什么时更加确定——当医生。"她玩医生道具，"彼得说，"并告诉我，我可以当护士，等她当上医生，我可以帮她工作。"

还有件事，她从此再也没喝过苹果汁。

# 第二部分

## 外在环境的考验

# 故事六
# 来自新泽西的两只蜱虫

"当我第一次看见她的时候，她看起来不像中毒，也没有发烧，反应很好，只是话说得不太清楚；字句有些含糊。"费城儿童医院小儿科急诊医师兼毒物学家弗雷德·亨利提格（Fred Henretig）医师回忆。他的病人安妮（我姑且如此称呼）是个五岁的小女孩，因为不明且惊人的状况被转送到医院急诊室。小安妮在 2003 年 5 月送到亨利提格医师处之前，一直是个正常健康的孩子。

那天白天幼儿园放学后，安妮开始眯着眼看东西，她说因为看不清楚。那天晚上，这位褐发女孩开始跟爸妈抱怨，自己看到双重影像，只有闭上一只眼才看得清楚。但是她看起来没什么事，没有明显的问题，所以稍晚就去睡了。但到凌晨四点，她醒来，哭着说她不能看任何东西，因为她看见的每个东西都是两个，她不停地紧握拳头。身为兽医的母亲，留意到安妮说话含糊不清，无法坐起身也无法走路。毫无疑问，妈妈感到惊慌，赶紧带女儿到当地医院的急诊室。

位于新泽西州南部伯灵顿郡（Burlington County）的医院急诊室值班医师也同样感到惊慌，他面对的是神经检查相当反常的小女孩。他的小病人非常虚弱，口齿不清，还有双重影像。她的眼睛无法自由转动。此外，她还有失调的情况，表示她连路都走不好。这些症状组合起来——双重影像与步履摇摆，表示她的大脑后方或尾端有状况，需要立即且完整的评估。

与可单独移动双眼的变色龙不同，人类的眼睛只能成对地跟随物体。虽然有时候，人们想像蜥蜴般的观察环境，但脑部的"线路阻滞"（hard wiring）会让我们感到目眩眼花，有三条神经控制每个眼球的移动。控制每条神经的细胞核位于大脑的不同部位，因此，会有另外一组传导通路将这三个神经核连在一起。所以十二条颅神经里的三条会和谐运作，配合得天衣无缝。这些神经（十二条神经中编号三、四与六）轮流从大脑传输到包围眼睛的视觉肌肉，并控制眼球移动的方向。

无论我们的头移动得多快速，或者物体在我们的视线里移动得多迅速，我们只会看见一个东西；我们也视此为理所当然。但当考量大脑内的运作，颅神经与视觉肌肉真的非常了不起。当我们的目光追随由右移动到左的物体时，不同的电流刺激会撞击控制中心，告诉眼睛该做什么。左眼必须往侧面看，右眼必须看向中间，然后两眼在物体移动时朝右看。一个颅神经细胞核控制左眼的侧向移动，另外一个神经核控制右眼的居中移动。当物体穿越中线（我们的鼻子），这个顺序就会颠倒。如果移动是垂直的，就会牵动到其他神经。

如果不是这样天衣无缝的系统，捕手将接不到投手投的球，篮球场上的传球也会演变成一场意外。当这个系统出了状况，每件东西在我们眼里都会成为两个。

双重影像——或医生所称的复视，对病人来说是非常令人惊惶的症状；我们看待这世界的方式不再相同，当这种状况发生时，会让人感到害怕。对医生来说也是如此，这种症状令人担忧，因为造成复视的情况不多，大多数都是相当严重的疾病。

任何神经学方面的问题，都可能造成复视。中风或靠近神经指挥中心的细胞核的血小板多重硬化，可能造成复视。任何冲击视觉肌肉的问题，也可能有相同的后果。潜在的问题包括肿瘤，如压迫到神经的大脑动脉瘤，还有神经发炎。正由于这些问题相当严重，因此需要迅速且周密的评估。

当地医院的医师初步安排了包括血液与尿液的检查。基本的血液检查——红血球与白血球数目、血糖与钠含量都正常。从可能造成复视的原因判断，这些基础的检验无法做出诊断。

急诊室医师于是要求更精密的大脑扫描，包括核磁共振造影（MRI）与核磁共振血管造影（MRA）。当放射科医生观看核磁共振造影时，他认为流到大脑后方动脉的血流减少。也就是说，安妮可能中风，这对五岁的孩子来说相当奇怪。

中风是成年人常见的问题；事实上，这是死因排行第三名的疾病，也是导致残障的主要原因，但这在儿童中却相当罕见。所以急诊室医生做了任何谨慎的医师都会采取的行动：将病人转诊到三级医疗机构，在这个病例中，指的是费城儿童医院——这儿有小儿神经科的世界级专家，可以发挥他们的专长。

我们的故事就从这里开始，安妮在接近傍晚时被送进费城儿童医院急诊室，附带着相关诊断研究以及"疑似中风"的报告。亨利提格医师观察到他的小病人看起来挺好，这是个重要线索。在医生眼里，病人看起来严重与否，会决定评估速度的快慢：病人究竟是住院或出院？是否要开始药物治疗？如果用药，要口服还是静脉注射？虽然第一印象很重要，亨利提格医生也相当清楚，安妮看起来状况不错，但她的神经症状不稳定，确定症状的成因是治疗的第一步。虽然安妮整体的外观让医生觉得安心，但他还是仔细审视了她令人疑惑的迹象与症状。

就像急诊室的惯例，亨利提格医师开始同步进行多项任务。他让放射科医生察看了在外面医院做的片子。他还咨询了神经科医师，听取他们的意见。在安排这些事情的同时，他仔细地检查了安妮。

她的生命迹象相当正常，除了脉搏较快。没有发烧，呼吸没有问题，血液的含氧量也没有问题。她的血压正常。小儿神经放射科专科医师看了她在先前医院做的核磁共振影片，也觉得正常。中风的可能性微乎其微。

但是她的神经功能显示了明显而恼人的异常状况。她的眼球运动（在这个病例中是第六条颅神经）明显异常；两只眼睛都无法由中线向外看。这样的发现可以解释她的复视现象。因为面部麻痹，安妮的脸扭曲到一边。这通常被称为贝尔氏麻痹，这表示第七条颅神经运作也不正常。在第一个急诊室医师所发现的行走困难，是因为她极度虚弱；她不仅没法正常行走，也几乎无法自己坐起身。亨利提格医师认为最可能的诊断是——吉兰—巴雷综合征。

吉兰—巴雷综合征主要是从脊髓分出的周边神经根（nerve roots）不能正常运作。这是不寻常的问题；神经根在身体其他部位出现问题后，诸如一般的上呼吸道感染、肠胃炎或免疫问题，也会出现发炎情况。

吉兰—巴雷综合征是 1859 年首次由法国医师让·巴蒂斯特·奥克塔夫·郎德里·德谢季拉（Jean Baptiste Octave Landry de Thézillat）提出的。他报告了十个病例，其中半数是他亲身参与的。致命病例中的一例是一名 34 岁的铺路工人，他在 1859 年 6 月 1 日走进医院，抱怨双脚无力、感觉很怪。到了第三周，他的肢体麻痹，并出现呼吸、咀嚼与吞咽困难等症状，不久便去世了。这种疾病被称为朗德里上行性麻痹（ascending paralysis of Landry），其最初的描述至今看起来仍算准确。

他写道："主要的问题是动作协调困难，特征是肌力渐减、四肢软弱，没有任何挛缩、抽搐或反射动作。几乎所有的病例中，排尿与排便都正常。无法观察到任何有关中枢神经的问题……智力官能也都正常。在麻痹之前，会先出现虚弱感、针刺感，甚至轻微抽筋……虚弱感从下肢逐渐蔓延至身体上半部，然后全身虚弱……当麻痹到达极致，有可能发生窒息的危险。不过，百分之八十都不会致死，纯熟的专业介入或者自发性的症状舒缓是关键。"

几十年后，1916 年，另外三位法国医师乔治·吉兰（George Guillain）、让·亚历山大·巴雷（Jean Alexandre Barré）与安德烈·施特罗尔（André Strohl）描述了近乎相同问题的两个病例。吉兰与巴雷是医学院同学，后来成了军医。他们记述了两位无显著原因而呈现麻痹的士兵案例。病人的症状与朗德里提出的相当雷同——肌无力、缺乏反射动作、虚弱感从下肢逐渐向上半身蔓延——但他们两人都痊愈了。当医生做腰椎穿刺时（这是朗德里行医时尚未发展出来的做法），他们发现脑脊液的蛋白质数值偏高，但没有白血球。缺乏白血球细胞这点很重要，因为在当时相当普遍的两种情况也会造成类似的症状（结核病与梅毒），都跟脑脊液细胞有关。

在接下来的几年间，他们又记述了更多的病例。虽然有些人将此疾病命名为朗德里—吉兰—巴雷综合征，吉兰却因为加上了朗德里的名字而被惹恼，并且辩称朗德里的病例不完全是相同的状况，一方面是因为其病人的脑脊液未被检验，另一方面是因为朗德里的有些病人死亡。一段时间后，朗德里的名字就不再被提起。而施特罗尔的名字更是几乎不曾提到过，也是遭受同样的命运。所以，时至今日，医生通常将这类上行性麻痹称为吉兰—巴雷综合征。

这种病症通常紧接着急性感染而来，通常是肠胃炎或上呼吸道感染，有时候是在牛痘接种之后。20 世纪 70 年代，吉兰—巴雷综合征一跃成为头条新闻，因为在猪流感免疫行动后出现大量病例。病人经历虚弱感，通常先从下肢开始，然后上升至手臂，再到呼吸肌，包括膈肌。当膈肌功能丧失时，病人就无法呼吸，如果没有立即抢救，就会死亡。

在现代化重病看护病房出现之前，患有吉兰—巴雷综合征的病人二至三成会死亡。在 2005 年埃塞俄比亚出版的《十年病例回顾》中，调查人员发现，致死率是百分之二十六，他们将如此惊恐的数字归因为该国缺乏重病看护设施。在发达国家，致死率接近百分之二到六，因为有了重病看护病房等级的支持性照护，病人可以依赖呼吸器维生，直到神经损害改善为止。如今，治疗吉兰—巴雷综合征的方法是换血或者静脉注射免疫球蛋白；这两种治疗都有其风险所在。而在治疗开始前，必须先得出正确的诊断。其他疾病也有可能类似吉兰—巴雷综合征，但治疗方式却截然不同。

好比说虚弱感，有可能来自肿瘤、血块或压迫到脊髓的脓疮。要矫治这些问题，可能需要动手术清除血块或肿瘤，或用强效抗生素治疗感染。有时脊髓本身也可能发炎。病因林林总总，可能是多发性硬化症、莱姆症，甚或血吸虫病——这是由尼罗河的寄生虫侵袭脊髓造成的。

但五岁大的安妮从未到过这些国家。所以亨利提格医师的主要诊断是吉兰—巴雷综合征的其中一种，称为米勒费希尔征合征，此症得名于加拿大一位神经学家查尔斯·米勒费希尔（Charles Miller Fisher），他于 1956 年首度提出该病例。在此症中，很明显跟颅神经相关。亨利提格医师想做的诊断检验是腰椎穿刺。在这个手术中，要先用强效抗菌剂清洁皮肤，然后局部麻醉，医师将针头刺入腰椎两节骨头中间。针头穿过黄韧带，进到蛛网膜下腔区——确切的位置在低于脊椎末端几英寸的地方。通过针头，医师抽出少许脑脊液，此液的功能是充当大脑与脊椎的避震器及滋养来源。脑脊液通常清澈透明，看起来跟水没两样。测量了压力值后，脑脊液被送往实验室检测蛋白质数值与细胞数。微生物实验室会确定是否有感染。如同 1916 年所描述的病例，要确定吉兰—巴雷综合征的主要线索有两项，一是蛋白质数值增高，二是细胞数正常。

如果患者是儿童，为了减轻疼痛并纾缓他在进行腰椎穿刺时的焦虑与恐惧，医生有时会结合静脉给药，这称为静脉程序镇静。亨利提格医师同吉尔·波斯纳（Jill Posner）医师及其护士一道给安妮使用镇静剂，然后进行了腰椎穿刺术。同往常一样，整个过程非常顺利，脑脊液接着被送往实验室。

另一位照顾安妮的急诊室小儿专科医师是瑞萨·多尔蒂（Reza Daugherty）。他回忆道："我们跟神经科医师谈过。他们一组人大约是六位：有主治、住院医师与几名医学院学生。安妮当时缺乏反射能力。因为这样的现象，加上临床症状，我们都认为吉兰—巴雷综合征的米勒费希尔综合征是最有可能的诊断。"这时候，安妮开始出现呼吸问题。医生测量其负吸气力（negative inspiratory force），看看她的呼吸肌运作得如何以检测其肺功能。当时安妮已经出现恶化迹象。

"她要到小儿重病看护病房施行血浆置换术。"多尔蒂回忆，"她很有可能必须使用呼吸器。当他们谈及血浆置换术要用到的大导管时，妈妈开始感到紧张。"血浆置换术的治疗必须将一条大型静脉管植入身体的中心静脉。静脉管的植入与治疗本身都有产生并发症的危险。它有些类似治疗肾衰竭患者的血液透析术。在一周至十天当中，必须进行多次治疗，在此过程中，大量的血浆被抽到机器中，在除去不同的蛋白质与抗体后，再将血浆输回病人身体。这种治疗的精确原理为何并不明确，但的确能改善许多患者的病情。

安妮的腰椎穿刺结果回来了：没有细胞，蛋白质数值也是正常的。但尽管数值正常，并不一定就能排除吉兰—巴雷综合征的可能性；事实上，许多时候在病情演进过程的初期，脑脊液会是正常的，更何况安妮发病还不到二十四小时。

波斯纳医师回忆："尽管做了镇静程序，安妮在穿刺时依然表现焦躁与不安。稍后，她蜷曲在妈妈的膝上。妈妈拨弄她的头发安抚她。这时，妈妈觉得安妮的一只耳朵后面怪怪的，于是拨开她的头发。"安妮的母亲很快明白，那个怪怪的东西是只吸饱血的蜱虫！她呼叫医生与护士。因为妈妈是兽医，就直接将蜱虫取下了。

蜱虫的重要性不言而喻，并为整个分析过程抛出了变化球。莱姆症在新泽西南部算是极寻常的疾病，有时可能造成横贯性脊髓炎，也就是脊髓发炎，很容易跟吉兰—巴雷综合征相互混淆。莱姆症也可能引发安妮所有的颅神经问题；时间点也对——晚春与初夏是莱姆症的高发期。但是遭蜱虫啮咬后所产生的莱姆症相关神经症状，通常会出现在几周或几个月后，很少在蜱虫还在的时候出现。另外，蜱虫也不对。莱姆症通常为遭感染的硬蜱（Ixodes）咬后传播的细菌所造成。这些蜱虫即使吸饱血，体积还是非常小。但是从安妮头上取下的蜱虫并非硬蜱，而是另一种蜱虫——美洲狗蜱（Dermacentor），它根本不是造成莱姆症的蜱虫。

这种比较大型的蜱虫是各种传染源的媒介，所携带的细菌可能引发落基山斑疹热、兔热病、埃利希菌病（ehrlichiosis）。它们同时会携带病毒。但其中有一种由硬蜱所造成的疾病完全不具传染性：蜱虫麻痹症。这种疾病并不是由蜱虫携带的细菌或毒素造成，而是由其自身唾液腺所分泌的神经毒素造成。蜱虫麻痹症是极为罕见的疾病，事实上，在新泽西并不存在。大多数医生终其执业生涯都未曾见过蜱虫麻痹症个案。即使是在费城儿童医院，这么多急诊医生与神经科医师的集体经验，都未曾经历任何个案。找到这只蜱虫改变了一切，安妮的医生展现出审慎的乐观。

"当时，"波斯纳医生说，"我们推测蜱虫麻痹是正确的诊断，如果我们是对的，我们就已经矫治它了（把蜱虫除去）。但因为我们没有任何一个人见过个案，所以还是让安妮住进了重病看护病房，因为我们不知道接下来会发生什么。"

蜱虫麻痹是全世界都可能发生的人畜共通疾病。在北美，最常见于美国西部与加拿大，但即使在这些地区，蜱虫麻痹还是极为少见。在华盛顿州一系列病例中，五十五年间仅确认三十三个病例。蜱虫麻痹跟吉兰—巴雷综合征很像，都有上行性的对称肌肉麻痹，虽然它通常是在几个小时到几天内发生，比典型的吉兰—巴雷综合征还快。某些种类的雌蜱虫在进食时，会产生神经毒素。寄生在人体或动物身上的蜱虫吸血，并将毒素注入宿主的血管。经过几天，毒素被吸收，麻痹就开始发生。就像吉兰—巴雷综合征的感觉功能丧失，当麻痹情况更严重时，呼吸肌也会衰竭，如果没有抢救，许多病人便会因此丧命。

　　一旦确诊，治疗就相对简单——将蜱虫除去。用不了几个小时，病人就开始展现出明显的改善。不像莱姆症或其他蜱虫造成的感染，这是因为造成症状的不是感染。一旦除去蜱虫，它就停止向宿主体内分泌毒素，体内毒素清除，神经就又开始正常运作。但是如果找不到蜱虫，有些病人（约百分之十二）就可能死于这种情况。诊断还是不明确的病人可能停止呼吸，必须赖呼吸器为生。

　　在其他的案例中，恼人的蜱虫可能在吸饱血后自行掉落，病人的情况就改善了，很可能因此从未被正确诊断过。就像任何极度罕见的疾病一样，许多患有蜱虫麻痹的病人并没有被确切诊断，至少不是在一开始，因为病情跟许多常见的问题很相仿。

　　最早提到人体蜱虫麻痹的案例可回溯至 1824 年，地点在澳大利亚。当年，威廉·豪厄尔（William Howell）在日记中提及一种特定的蜱虫，"这种蜱虫将自己埋入宿主肌肉中，如果没有及时去除，不管是人或动物都将遭受毁灭的命运。"北美有关蜱虫麻痹的两份报告分别出现在 1912 年。其中一起是患者向不列颠哥伦比亚省的医师咨询，该省份是否有落基山斑疹热案例。医师的回应是，有九起蜱虫麻痹症。同年，一名俄勒冈州医师总结了发生在俄勒冈州与爱达荷州的十二起病例，其中三起有致命危险。

一年后，不列颠哥伦比亚省农业部派遣一位年轻的病理学家西摩·贺文（Seymour Hadwen）前往调查羊的麻痹事件。据一名农夫通报，过去三年的春天，他的羊都会死于麻痹症。地区的兽医曾经深入研究却苦无进展。当贺文开始调查后，他在新近产生麻痹的羊背上发现一只吸饱血的蜱虫。两个月后，他发现另一只后腿与臀部麻痹的羊，在除去饱餐的蜱虫之后，病况快速改善。聪明的贺文与当地农夫讨论后得知，其他动物——如马、鸟、兔子与狗，也会因为同样的情形产生麻痹。

贺文深知当时的医学文献资料甚少，于是展开深入调查。他以三只羊做实验，让蜱虫啃咬，他发现，当雌蜱虫吸饱血——通常是在吸血的六到八天后，麻痹就可能产生。他也发现，当除去蜱虫，动物的情况就改善了。从这些实验中，他做了三个推论。首先，症状很明显跟成年雌性硬蜱有关，且潜伏期为六天。其次他推论，当蜱虫吸饱血的同时会将毒素注入；他认为并没有传染媒介。最后他观察到，症状的演进从后腿臀部的虚软到全身性的麻痹，包括呼吸衰竭，是非常迅速且可预期的。他补充道："看起来，将蜱虫从受影响的动物身上取下是可行的措施。"

贺文的看法直到20世纪依然正确。在人体的例子中，蜱虫麻痹比较容易发生在儿童身上，可能是因为以体重比例来讲，在儿童身上的毒素量高于成人。儿童当中，女孩的案例又高于男孩；可能的解释是，许多小女孩都蓄长发，所以比较不容易发现蜱虫，蜱虫才能隐匿够久，足以释放毒素。蜱虫要引起麻痹，需要一周或更久的时间，所以被寄宿的宿主通常需要五天后才发展出症状。

由于蜱虫麻痹极度罕见，经常被误诊为吉兰—巴雷综合征。在密西西比的六个病例中，全部被初诊为吉兰—巴雷综合征；一名五岁女童在已经接受吉兰—巴雷综合征治疗后才被确诊，当时妈妈帮在重病看护病房的她洗澡，发现了一只吸饱血的蜱虫并将其除去，孩子就快速康复了。同样的情况也发生在科罗拉多州，一名护士帮六岁女童洗澡时，在她头皮上发现一只吸饱血的蜱虫；这名小女孩已经因为推测的吉兰—巴雷综合征，在重病看护病房中接受呼吸器治疗。

因为意外才确诊的案例还有一长串。其中一名来自佐治亚州的六岁女孩，当小儿科实习医师准备为她置入血浆置换术的静脉导管时，发现了蜱虫。在此例中，三位小儿科医师、一位小儿神经科医师与一名重病看护病房专科医师，都没有发现这只蜱虫。另一起中，当技师准备帮一名三岁病童照脑波时，孩子的母亲发现了蜱虫。而北卡罗来纳的一起病例是，断层扫描发现了头皮上附着的蜱虫。所以诊断在刚开始的时候可能失误，是完全可以理解的。

"她下楼到急诊室待了一会儿，"波斯纳医师回想安妮的状况，"在上楼回重病看护病房前，我记得她说：'妈！我再也看不到两个影像了！'到了第二天早晨，她的情况已经好转了九成九，再过十二个小时，她就完全正常了！"安妮完全康复，第二天就出院了，情况再好不过了。对于安妮，这是个快乐的结局，但后来的事情演变，却显示故事尚未结束。

安妮发病后的两个月，也就是 7 月 22 日，多尔蒂医师接到一个电话，"我们负责从其他医院转至费城儿童医院的患者运送工作。那天我当班，当我接到外面医院打来的电话时，正随身带着医令呼叫器。线上的医生说：'我们这里有个小女生，运动失调且虚软无力……'故事开始了。"转出医院的医师述说着类似的情节。有个七岁大的儿童，刚开始双脚疼痛，接下来的二十四小时开始觉得虚弱，无法行走。因为虚弱与动作笨拙，她没法自行进食，因为她无法将叉子送到嘴边。

"那家医院，"多尔蒂记得，"做了些例行检查，也做了脑部断层扫描，结果都正常。他们诊断为吉兰—巴雷综合征。我要他们不要再做检查或是腰椎穿刺，只管把病人送过来。我记得告诉负责运送的护士：'这个病例听起来跟上一个很像，但绝不可能是蜱虫麻痹症。'"

当她送达急诊室时，是下午稍早时候。我在办公室，她一到达，我立即下楼看她。我记得那位妈妈看起来还很平静。住院医师已经在帮女孩做检查。她先从下肢感到虚弱，然后慢慢到手臂。她的右眼皮有些松垂，在移动手臂与双腿时有些笨拙。

"这时，她已经发病十二个小时了。她蓄着长直发。当我检查她的头皮时，出乎我意料的是，我发现了一只吸饱血的蜱虫，跟第一位病人几乎在相同的位置。我向开始焦虑的病人双亲解释这个情况，并除去了蜱虫。想到这个诊断（找到蜱虫并除去），我们省掉了所有想得出来的检查：腰椎穿刺、进重病看护病房。在接下来的两三个小时里，她就觉得好多了，不到十八个小时，她觉得一切正常便回家了。"

在这么短的时间就出现两例如此罕见的致命疾病，费城儿童医院的医师通报了亚特兰大的疾病控制与预防中心。疾病控制与预防中心在2003年7月29日，于其内部传染病信息交流网张贴了通知。在网络通告后，传染病学家同时通知新泽西的卫生与老人服务部。州官员非常确信，两起病例的发生只是极不寻常的巧合。不过，他们还是召开了记者会，通知并提醒大众。该部门委员克利夫顿·莱西（Clifton Lacey）说："在本地，蜱虫麻痹症极为罕见。对我们来说，相当令人关注。这可能是新泽西空前的两个案例。很明显，我们在过去的三十年完全闻所未闻。"

他和他的工作人员通知所有父母，例行检查孩子有无蜱虫的重要性。还有一堆的新闻报道与电视专访。在取得那两个家庭的同意后，卫生部进一步访问了相关人员，并评估其风险因素。这些调查员在新泽西南部郊区一家养狗的家庭里，并没有发现任何异常，最后，州官员说得没错：这似乎是个极不寻常的巧合；再也没有确诊案例。

多尔蒂医师回忆："当我看到第二个案例时，极度惊讶。我很震惊——居然在这么短的时间内碰到两个罕见病例。我也对缓解父母焦虑有多么轻而易举而感觉超好。我告诉他们，两个月前我才看过一个类似情况的小女孩，她恢复得很好。具有讽刺意味的是，第一个病例，历经了二十个医生，做了包括核磁共振与腰椎穿刺等许多检查，最终结果是妈妈做出了正确的诊断。"

# 故事七
# 一个密闭空间的案例

"我第一次生病是在 12 月，"菲利普·布拉德福德（Philip Bradford，这是我给他的化名）回忆道，"刚开始我以为只是流感——一般的咳嗽、发烧、胸痛，只是感觉很差，但是持续了几周，病情一直没好转，我去看医生，他给我开了红霉素，然后是四环素之类的药。最后，他给我照了胸部 X 光，结果是肺炎。一个月后情况还是没好转，于是他让我住院，进行了一连串的检查。"

检查包括结核病的皮肤检查，唾液的一般细菌培养，锁骨上方可疑的淋巴结切片检查，还有支气管镜检查——这是利用硬式支气管镜穿过喉咙，进入大支气管，好让医生可以直接检查肺部的空气通道。这是 1973 年的事情，当时还没有胸部断层扫描，所以他也做了肺部的局部 X 光检查，这是用一般的 X 光机将焦点缩小，更仔细地检验肺部的细部。X 光片显示两边肺部都有群发的结核，这让医生相当关切。尽管有这些密集的评估，医生还是没能确诊，只提出初步的诊断。

布拉德福德记得："医生在我病房外的走廊跟我的妻子沟通，他的结论是，我得了肺癌，并建议我进行手术，做肺部的切片检查。我怎么也忘不了这个诊断。"

医生认为，癌细胞是从未确认的别处转移到肺部的。为了对这个推论式的转移性癌症做组织确诊，他建议做胸廓切开术——也就是把胸部像蚌壳一样地打开，取出可疑的组织做切片，放在显微镜下检查。

然而33岁的布拉德福德并没有吓坏。"我只是不相信自己得了肺癌。"他解释，"我很健康，而且不吸烟。我想要听听第二位医生的意见。我太太打电话给当医生的亲戚，他介绍了厄尔·威尔金斯(Earl Wilkins)医师。威尔金斯医师花了很多时间跟我在一起。他问了我许多问题，并且从头到尾都做了检查。他不知道我到底得了什么病，但他不认为是癌症。"

威尔金斯医师现在已经退休，当时是波士顿马萨诸塞总医院（Massachusetts General Hospital）的胸腔外科医生，这个病例他记得非常清楚。"他带了一大沓资料过来。我看了第一次住院的医学记录，做了病史问诊，还仔细检查了他。"他回想，"当我们第一次碰面时，他和我都担心是癌症。从外部医院所做的局部X光片中，可以看到稠密的多重结核，右边有四个，左边有两个，高度疑似转移性癌症。"

"但是有两件事让我不解：其一，如果这是转移性癌症，为何我无法检出原发部位？其次，我得益于较长的时间间隔。虽然放射医师不确定，但我认为从最新的X光片看，其中一个结核比前一张缩小了。如果这是真的，这在癌症病例中是非常不可能的。不论是我还是患者本身，都不倾向进行胸廓切开术。"

威尔金斯心里还有个想法，如果这已经是大范围转移的癌症，那么冒点风险稍等一段时间影响应该不大。结果发现，不做手术是个明智的决定，因为在接下来的几周，布拉德福德的症状以及胸部X光片中的结核，如同它们神秘地出现一样，也神秘地消失了。

"我只是慢慢地好转。"布拉德福德回忆。他是一家大型金融公司的主管，在波士顿市区工作，住在波士顿南岸沼泽区的小镇，对面有农田。虽然他的生活没什么明显的改变，但近乎一年的时间，他都没有出现什么状况。到了 1974 年 9 月，他又开始咳嗽发烧。他的胸部 X 光片再一次出现了不祥的结核；跟上一次的情节相仿，几周后，症状又神奇地消失了。

这一次，威尔金斯医师带他去看罗伯特·鲁宾（Robert H. Rubin）医师，鲁宾医师是马萨诸塞总医院的传染病专科医师，也是医院的临床调查计划主任。"当时我在做些一般内科与传染病研究。看过（第一次住院的所有记录）后，我立即对这个病例的三点印象相当深刻，"鲁宾回忆，"其一，布拉德福德看起来很健康，而且体格健壮，看起来不像得了慢性病。其二，在两次发病中间，他持续慢跑 5 英里，也没有出现什么明显的问题。其三，他的健康检查都正常。"

鲁宾的推理是，如果显现在 X 光片上的结核都在同样的位置，那么肺内有慢性的结构性问题，应是最可能的原因。但是，不同时期照的 X 光片显示，肺的不同部位受到影响。第一次是在右边的中间肺叶，还有两边肺叶的下方；这一次则出现在上肺叶。"每次受到影响的肺叶部位都不相同，因此，"鲁宾说，"一定跟环境因素有关。由于多重检查都没有发现可能诱发病症的微生物，过敏性肺炎的可能性立即浮现。"

肺炎，只是意味着肺部发炎。造成发炎的原因很多——例如细菌、病毒、化学成分甚至是射线。在典型的感染性肺炎中，细菌或病毒会直接破坏组织。为了消灭入侵的病原体，身体发起一场由细胞组成的化学战争。身体的免疫系统——抗体与各种特定的白血球（称为淋巴细胞）、血浆细胞与多形核白血球（polymorphonuclear leukocytes）会试图围堵外来的物质，然后消灭它。发炎就是战场上遗留下来的垃圾与残骸。

过敏性肺炎通常是在吸入含有携带微生物偷渡客的灰尘时，造成的肺部发炎。这些偷渡客具代表性的是自然而然卷入正常空气流当中少量的霉菌、真菌、细菌或孢子，由于分子细小，很容易深入肺部。它们隐身在肺泡——也就是肺的功能性组件——当中。血液流经这些微小的充气滤泡，启动气体的交换——吸入氧气，排出二氧化碳，这就是肺的主要工作。虽然这些微生物偷渡客未必像其他造成典型传染性肺炎的病毒或细菌那样具有毒性或侵略性，免疫系统还是会将其视为外来入侵者，然后试图围堵它们。

就像对抗其他更传统的病原细菌一样，这样的围堵流程也会造成发炎。对肺而言，发炎就是发炎，不管造成发炎的主因为何。患有过敏性肺炎的患者，通常在接触灰尘几个小时内就发展出非特定的症状。这些症状，如发烧、发冷、头痛、咳嗽及呼吸急促，很容易被诊断为流感、支气管炎或其他肺炎，或在极少数的状况下，误诊为肺癌。

也就是说，除非医生先想到这个诊断，并接着询问某些特定的问题。一般而言，过敏性肺炎的患者通常因为工作或嗜好的原因，暴露于灰尘中。最典型的例子就是农夫，当他们在有稻草的环境中工作，就可能吸入嗜热放线菌（thermophilic actinomycetes）的孢子。

放线菌这个词本身，代表"由口入"，但是做过园艺堆肥的人都知道，放线菌其实是由鼻子吸入。这种菌是堆肥土壤中重要的成分，会发出特殊的大地气味。放线菌的名称看似分枝状的真菌，说实在的，多年来科学家也都如此认为。但实际上，它们是属于外形类似真菌的长丝菌种。"嗜热"表示喜爱热度；这些菌在48.8—65.5℃最为活跃。

虽然几个世纪以来，医生均认同：暴露于农田的尘土中与呼吸道问题有所关联，但对于"农夫肺"最早也最精彩的叙述出现在《英国医学期刊》中，由位于英格兰威斯特摩兰郡（Westmorland County）沙滩旁格兰奇（Grange-over-Sands）的结核病专员芒罗·坎贝尔（Munro

Campbell）记录。他写道：

　　1931 年的夏天，在威斯特摩兰制作干草是个很糟的季节，因为雨势不断，大多数的稻草都是在不尽如人意的潮湿状况下收取。无可避免的结果是——产生出许多霉菌，特别是下层的干草。在后来形成浓密的"白尘"或"干草尘"这样的环境下工作，据深受其害的农夫表示，这是他们经历过的最糟的情况。在一般农务工作中，短暂的咳嗽或气喘被视为接触白尘的合理反应，但在我有机会检查的五个病例中，他们的症状都相当严重，值得加以记录。这些病例出现在 1932 年的 4 月到 6 月间，这个时间段本身就相当特殊，因为这已经是去年干草供应的尾声了。

　　所有患者都是农夫或农工，他们的年纪在 21—46 岁之间，原本健康状况良好……每个病例的发病症状都相当类似：明显的呼吸急促达数周之久，之前的作息正常，包括在稻草堆里工作，直到做某些特定行为时（如从谷仓清出剩下的干草），症状才达到巅峰，三十六小时内，患者呼吸极度短促，走一两步路都很难，痛苦不堪、脸色发青，看起来就像生命垂危。

　　几乎是三周后，大多数病例由我看诊，当时我怀疑是肺炎感染……稍后，病人做 X 光检查时，片子上显示出非常细微的粒状影像（很像硅肺病，虽然颗粒更细）。这些病人中，多数在三四个月后重做检查——除了其中一位，呼吸短促的情况都改善了，没有其他恼人的症状，稍后胸部的症状也消失了。X 光片的颗粒状非常小。

　　这种干草尘，如果放在干净的盘子里，看起来就像柔软的石灰色粉末。抽痰取样检查并没有发现结核杆菌；虽然从其中一个病例中发现了特定的真菌，但是在其本人及其他病人的痰液中并没有重复发现，也没有其他线索指向可能的病因。尽管干草取样做了检查，验出多种真菌，都没有任何相关因素的证据可确认。

坎贝尔医生所看见的"真菌"，很可能是最近才被分类为细菌的嗜热放线菌。首先为什么这些菌会跑到干草堆里？大自然总是有其意义，除了造成这些农夫生病，这些具有特殊气味的微生物，还有什么更远大的意义呢？这个问题的答案可以用两个词来总结——腐朽与腐败。

腐朽与腐败，本就是地球上由生到死的大自然循环的一部分。事实上，对这些大自然解构过程的研究，占据了路易斯·巴斯德（Louis Pasteur）早期研究的一大部分。经济需求通常会驱策科学研究，巴斯德就是这样被请来协助法国啤酒业的，在这个行业，腐朽与腐败是制酒的基础。他于1863年发表的报告，标题是《氧气在毁灭动植物死后遗体中所扮演的角色研究》，他说：

> 发酵、腐败与慢慢地燃烧，是协同完成有机物质毁灭的三个现象——也是维持地球生命的必要条件……
>
> ……在每个案例中，处于组织最低形态的生命，对我而言，是形成这些现象的必要条件之一，而生命的本质迄今未知；也就是说，不用消耗空气或氧气。
>
> ……这导向一个大致的结论，生命控制了死亡所有阶段的过程，而永久回归大气与矿物国度的三个过程，以及动植物从三个过程所抽取成分，均是有机生物发展与分裂的相关行为……（补充强调）
>
> 但值得注意的是，这也是我希望今天学术界注意的事实重点：有机物质死后的慢慢燃烧，无论多真实，倘若空气中缺乏较低等微生物的存在，这样的过程几乎无法发生。如果有机物质覆盖了细菌，这过程就会相对迅速，无法跟之前的情况相提

并论……

通俗一点的说法就是，活的微生物群落在腐败过程中必不可少。这对于现状算是激进的背离，而巴斯德理论的重要性值得大书特书。他的实验首度显示，有机生物的腐败事实上是生物过程，而不仅仅是化学过程。他的这一系列实验结果，也导致他对当时相信生命自然代代相传的科学家的抨击。

自从巴斯德之后，科学家了解到生物腐败最重要的媒介之一，就是一群称为嗜热放线菌的细菌，它们是破坏橡树皮、树叶与树干的主要解构者。在堆肥堆这样的温暖环境中，它们攻击细胞膜质、蟹壳质与木质等植物组织时更为活跃。其他种类的微生物与昆虫则继续完成腐败的循环，将有机物质转换为无机物质。这些无机物就成为下一代生物的基石。这样的过程不单单对制作肥料相当重要。想象一下，如果从数万年前的树上落下的树叶从来没有被分解，整个地球不就将掩埋在这些树叶之下了。就如同巴斯德认识到的，嗜热放线菌的工作对于生命本身非常必要。

但不幸的是，这些必要放线菌的孢子正好是会让人类吸入肺部的完美大小。根据估计，在发霉稻草被翻动的区域工作的人，每分钟大约吸入七十五万个放线菌孢子。

农夫并不是唯一有风险的。养鸽者以及鹦鹉饲养者也会发生相同的症状。收成甘蔗、咖啡豆的人，或者加工烟草的，或工作环境中有木屑、乳酪、枫树皮、蘑菇、大豆饲料与大麦者，都可能得过敏性肺炎。接触发霉的淋浴帘及潮湿的萨克斯风吹嘴的案例也不少。类似的案例还有一长串。在缺乏明确感染源的情况下，患者通常已经自行联想，医生必须做极详尽的职业与环境病史问诊，才能获得精确的诊断。

不过布拉德福德既不是农夫，也不是养鸽者或甘蔗收成工人，或

死亡晚餐派对：真实医学探案故事集

是一长串可能的成因。他是个金融家。

如果鲁宾的怀疑是真的，那么信息缺了一个环节，他决心找到它。"当我在彼得·本特·布里格姆医院（Peter Bent Brigham Hospital）当资深住院医生时，伦敦布朗普顿医院（Brompton Hospital）的佩皮斯（J. Pepys）医师是客座教授，"鲁宾说，"我那一周'领导'他。他在过敏性肺炎方面做了些先驱性工作，还写了一本有关肺部过敏疾病的书。"鲁宾读过那本书，他知道问题（在这个案例指的是诊断）就在细节处。

就像在《新英格兰医学期刊》书面报告中所描述的病例，鲁宾发现，布拉德福德可能接触的环境如下："十三年前他进入空军，在接下来的四年内，他驻扎在越南、得克萨斯州、美国中部与欧洲。之后，他住在新英格兰地区，只到过底特律与芝加哥旅游。在住院前的一年半，他在波士顿一幢新的摩天大楼工作。他的宠物狗最近才由兽医做过检查，报告正常。他也没有过敏史，只有二十岁开始就有的温和季节性花粉症。"

虽然布拉德福德的工作并不至于让他处于教科书所描述的过敏性肺炎的风险中，但鲁宾知道现代生活有现代生活的危险。调查人员指出，通过空调与加湿器流通的微生物，已让许多人患上过敏性肺炎。"我详细地询问布拉德福德有关加湿器、家用暖气系统与嗜好等相关问题，但我还没找出可能造成其他症状的接触源。"鲁宾解释。

布拉德福德回忆道："鲁宾对我做的个人病史问诊'令人精疲力竭'。我在空军有一年派驻越南，他怀疑，我从东南亚带回一些外来的东西。"

最后，从冗长的问题与询问当中，浮现出一条线索。布拉德福德的症状在他的公司搬进新办公大楼后开始出现。新大楼的设计跟许多70年代盘踞波士顿天空的现代建筑如出一辙——主要是镶嵌了雾面玻璃的混凝土盒子。就像许多在摩天大楼工作的人一样，布拉德福德完全仰赖暖气、通风与空调（HVAC）系统，作为其空气供给来源。这种建筑完全把新鲜空气隔绝在外，鲁宾因此认为，他的病人可能对空调系统里的某些东西有所反应。

但是这个推论至少还有两个明显的疑点。"他一整天都在办公室，为什么症状是间歇性地出现？如果问题出在办公室，为什么其他同事没有生病？"鲁宾不禁纳闷。后来他想到第一个问题的可能解答。

"新建筑通风管的问题变得越来越明显。我要布拉德福德从大楼经理处取得空调通风管的维修记录，找出空气输入与送出的时间，还有通往他办公室的通风管何时维修。"鲁宾解释道："他把资料带回来给我，非常确定的是，它提供了可能的解释。这个系统通过压力将空气送往通风管做净化。通风管系统清理过两次，正好与病人症状发作的时间吻合。在主通风管清理工作于办公时间内完成的第一天，他就出现了肺部吸入问题（胸部 X 光的结核）。"

鲁宾的下一步是将布拉德福德的血液送往哈佛公共卫生学院做分析。他要求做沉淀素检测，这是佩皮斯医师协助开发的检查。在这个检验中，病人的血液混合了预备的嗜热放线菌，看看血液中是否有抗体跟细菌中的抗原相凝结或产生沉淀。

虽然大楼业主觉得鲁宾的假设有些牵强，但也有前例可循。四年前，爱德华·班纳札（Edward Banaszak）医师与其同事就在《新英格兰医学期刊》上提出过敏性肺炎的集中感染病例。报告指出，四名办公室工作者出现发烧、发冷、咳嗽与呼吸短促的症状。他们论证出患者工作所在的办公室空调系统里有嗜热放线菌隐身其中；患者的沉淀素检查皆呈阳性。空调系统在彻底的清洁与调整后，四名病患都痊愈了。

接着布拉德福德的血液检查送回来——阴性反应。

鲁宾虽然失望，但并没有泄气，他依然坚持。"我对检查不具信心，"他说，"我咨询过这个领域的专家，他也持相同的意见。如果结果是阳性，很好；如果不是，也不一定表示什么。"勇敢的鲁宾决定亲自检查通风管。带着取样放线菌的特殊装备，他前往布拉德福德的办公大楼。

这可不是鲁宾第一次走出象牙塔。身为疾病控制与预防中心流行病情报人员，他曾经追踪过肝炎疫情，在20世纪60年代中期尼日利亚的比夫拉战争中，曾经治疗过伤员。他还曾为疾病控制与预防中心调查堪萨斯州一起狂犬病病例，并帮忙设陷阱捕捉野生动物，以追踪致命病毒来源。

所以对他而言，汗湿衬衫与领带、将头探入空调管路中，并没有什么大不了。他记得："我们先在主管的用餐室中进食午餐，那里比医院的设施还棒。接着我换上工作服，爬上梯子。我在许多区域涂涂抹抹取样，特别是潮湿的区域。"

接下来，鲁宾将这些物质植入培养皿，看看是否有嗜热放线菌或其他微生物的踪影。这个程序跟医生从可能遭链球菌感染的病人喉咙里取样类似。药签轻抹输送管潮湿表面或病人喉咙，接着置入含有适合微生物生长养分的皮氏培养皿。相当确定的是，鲁宾取样的几天后，培养皿里的嗜热放线菌大量生长。从检测的每个区域取得的样本，全都长出放线菌。

下一步，鲁宾从取自输送管的细菌培养出新的抗原。他再度以布拉德福德的血清做了沉淀素测试，但这一次是用办公大楼输送管培养出的抗原。这一次，沉淀素结果呈阳性。这个阶段的调查流程出现了意外的结果：布拉德福德不慎再度吸入管线输送的空气，很快再度发展出症状。X光的结果发现同样的结核点。

"这终于让诊断得以确定。"鲁宾回忆。

当我们不断地改变环境，却制造出许多非天然的危险。人们往往因为中央或室内加湿器、暖器与冷气系统、除湿建材、凉爽喷雾器，甚至汽车空调而患上过敏性肺炎。有人甚至因为自家桑拿浴的水污染而发生过敏性肺炎。

有些感染源还会通过空调或通风设备传播，如1976年费城贝尔维斯特拉特福饭店（Bellevue-Stratford Hotel）举行的美国退伍军人大会中，造成"退伍军人症"的细菌。事实上，室内空气污染已经成为一个莫大的问题。

马萨诸塞州环保局估计，所有疾病的五成归因于某种形式的污染。如果加上医疗与员工请假成本进一步估算，每年的社会成本高达一千亿美金。

部分现代化办公大楼污染情况非常严重，其居住者为各大问题所苦——统称为"密闭大楼综合征"或"致病大楼综合征"，包括鼻子不适与流鼻涕、喉咙干、眼睛痒、呼吸急促、昏睡、头痛等更多症状。

污染物相当广泛，包括建筑粉尘、烟草及称为挥发性有机化合物的化学物质（此为影印机所释放），油漆与亮光漆、家具与地毯，还有所有现代化办公室的其他合成物质。此外还有有机灰尘，就像造成布拉德福德症状的灰尘。

多项研究显示，在机械通风的大楼工作的人，就像布拉德福德，比在自然通风的大楼里办公的人，容易产生更多的症状。在一份研究中，研究人员在没有告知工作者的情况下，增加打进办公室的新鲜空气。非常确定的是，研究人员在通风增加之后所记录的"密闭大楼综合征"的症状减少很多。

适当的通风非常重要。在典型的空调系统里，外来的新鲜空气通过通风口抽取。接着空气被送入办公大楼，有时候会增加湿度。重要的因素是这些建筑物里的空气，多久被交换一次。新鲜空气如果每天交换次数较少——使用较少的能源，会比较便宜，至少短期来看是这样。在工业化社会，特别是气候较冷的地方，人们大多数的时间都待在室内，因此造成这种室内污染的可能性大增。这些空调系统的合理设计也很重要，比如说，如果通风口太靠近车辆来往之处，一氧化碳就可能吹入建筑物当中。

这个问题的严重性，已经被马萨诸塞州认可一段时间。1989年5月，马萨诸塞州室内空气污染特别立法委员会就提出一份报告，呼吁加强立法并制定新法，以保护人们免于这些看不见的危险。一位来自哈佛的专家估计，室内污染是我们面临的最大的公共卫生问题，并且可能占所有疾病成因的六至七成。

班纳札医师与其同事们在发表于《新英格兰医学期刊》的报告引言中就叙述得相当诗意："在古典神话故事中，潘多拉的盒子描述潘多拉出于好奇，将世界的邪恶从盒子中放出。邪恶搭载着风，吹到全世界。这个有关空气污染的早期比喻，竟与因暴露于遭嗜热放线菌污染的中央空调系统而造成的过敏性肺炎高度相关。"

一旦布拉德福德的问题被准确诊断，鲁宾心中还剩下最后一个疑问。为什么布拉德福德的同事没有发病？

"我们为办公室三十到四十位员工取了血清样本，做沉淀素检测，也询问了他们的呼吸道相关病史，"鲁宾回忆，"我们发现五位员工的高单位抗体，跟布拉德福德相当类似——对公共卫生学院的广泛抗原呈阴性反应，但对从输送管道培养出的特定微生物抗原呈强烈反应。这五名员工中的四位，曾经有无法解释的呼吸道疾病，之前被诊断为'周期性肺炎'、'肺衰弱'、'烟枪肺'与其他各式各样的名词。"

为什么没有更多工作者发病？这个谜团的解答依然难以理解，但其他办公大楼相关的过敏性肺炎群发性感染显示出相同的现象。可能的解释包括：每个人的接触程度、先天的体质不同，就像有些人对某些特定的接触源过敏，有些人不会一样。在班纳札针对办公室空调系统造成的过敏性肺炎疫情的报告中，27名工作者中仅有4名表现出症状，虽然接触空气的程度一致。其余 23 名在肺部功能检查中肺功能完全正常，8 名的沉淀素检查虽呈阳性，却毫无症状。

在鲁宾的调查之后，业主花了一大笔钱，彻底清洁了空调输送管。在同一幢大楼又工作了四年的布拉德福德与其他工作者，均未再出现令人疑惑的肺炎。

"放个马后炮，我对于我们在无意中将这位患者罹患恶性肿瘤的可能性排除在外感到印象深刻……他因此逃过针刺切片手术甚至开胸切片手术。"威尔金斯医师在稍后于马萨诸塞州总医院举行的临床个案会议中表示，"如果我身为这名患者在这家医院的第一位医师而有任何功劳可言的话，那就是不但作为一位医师，还像侦探般抽丝剥茧，接手诊断上的问题。"

## 故事八
# 周一早晨热

　　一天工作日下午的稍早时间，化学工程师乔治·梅尔维尔(George Melville)突然冒汗、胸痛，还感到相当虚弱，特别是大腿。他立即前往马萨诸塞州东北部的劳伦斯总医院急诊室就诊。42岁的男性吸烟者，发生胸腔不适，通常会引起病人与医生的关切——可能是心脏病发吗？当时1973年所能做的检查都做了。他的心电图严格说起来虽然异常，但是并没有显示出心脏病发后通常有的反应。血液检查也做了。这些支持心脏病发病的生化酶检查稍微异常，但无法支持诊断结论。目前为止，这些指向心脏病发的证据都不足以确诊。

　　面对这样不明确的情况，主治医师采取了谨慎的行动：他要求梅尔维尔住进重病看护病房做进一步的检查。第二天，梅尔维尔的医师们追踪几年前所做的心电图记录。他们在住院时所做心电图中留意到的"变化"，是先前记录中就曾出现过的。而血液生化酶检查也很快地归纳出一个模式——看不出心脏有问题。依前两天所掌握的证据分析，他的医师们非常确定，他没有心脏病。梅尔维尔也有轻微发烧与发冷，虽然这些是心脏病发可能有的症状，但也可能是其他疾病的症状。而明显的大腿虚弱并不吻合心脏病的症状，所以又做了其他检查。

这事情发生在卫生维护组织（HMO）医药与统计专家监督"资源利用"之前。如果诊断尚未明确，病人通常会留院做诊断上的检查，而这些检查在今日的医学环境下，可能会在门诊的时候就做了。1973 年，梅尔维尔住院两周。即使经过两周大量的检查，他的医师们仍备感挫折，因为诊断依旧未明。梅尔维尔算是幸运，住院之后逐渐好转。虽然他们排除了心脏病是症状的起因，却相当困扰，对他的病因毫无线索。住院两周后，他的病情好转便出院了。

这本来已经是整桩事件的结束——除了有件怪事。在提到饮水冷却器时，梅尔维尔发现，他的几位同事均曾出现过非常类似的症状，大多数都有胸腔的症状——通常是咳嗽，许多人轻微发烧。其中一位——24 岁的主任，就曾发病三次，每一次仅持续一两天。每次发病都如出一辙。他会突然一阵虚弱，特别是腿部，还有咳嗽、呼吸急促及气喘。每一次发病都是在早上到中午之间的时间。有两次前往看诊。他也经历了多重检查，甚至包含腰椎穿刺，所有结果都正常。最后，他被转诊到神经外科，神经外科医师又建议他做心理咨询。他看了许多医生，却没有得到任何诊断。

梅尔维尔工作场所的另外两名员工症状也相仿，有时症状严重到必须离开工作岗位。其中一位 42 岁的妇女，因为所谓的"病毒性疾病"（这通常是"医生不知道哪里出错且无法做出特定诊断的"官腔说法）住院两次。

梅尔维尔是莫尔登纺织厂（Malden Mills）的部门经理。这家纺织厂坐落于马萨诸塞州劳伦斯的梅里马克河流域（Merrimack River），有着响当当的历史。梅里马克河总长 110 英里，从新罕布什尔富兰克林（Franklin）的源头，蜿蜒直到位于纽伯里波特（Newburyport）的出海口，进入大西洋。它强而有力的水流，使其成为工厂理想的所在地。在 19 世纪，由于梅里马克河提供了源源不绝的能源，许多纺织厂在此区域林立，拥有多姿多彩历史的莫尔登纺织厂，便是其一。这座工厂由匈牙利移民亨利·福伊尔施泰因（Henry Feuerstein）成立于1906 年，他从纽约一家血汗工厂的上衣缝制工人，一路做到纺织大亨。工厂的名称实际上来自工厂的发源地——马萨诸塞州的莫尔登。

1956 年，福伊尔施泰因将莫尔登纺织厂搬迁到劳伦斯沿着河岸盖的一座红砖建筑综合大楼。工厂开始生产毛衣与泳衣。第二次世界大战时，还签了几份政府合约，供应军事用途的织品。纺织厂内容纳所有制程，包括染料、印刷与完工，都在综合大楼的不同建筑里完成。有位莫尔登时期的早期员工罗伯特·弗罗斯特（Robert Frost），是在劳伦斯长大的，他甚至在 1933 年写了首诗《寂寞的罢工者》，缅怀在老纺织厂工作的那段时光。

就像其他星罗棋布于梅里马克河岸的工厂一样，莫尔登纺织厂有着大片镶嵌玻璃的砖造建筑，容纳了许多部门。在其全盛期，工厂雇用了超过三千名员工。在梅尔维尔工作的特定建筑里，他跟另外十三名人员生产人造压花天鹅绒，其中一个流程称为植绒（flock）。这种产品是一般人比较熟悉的天鹅绒，通常用于衣服、汽车与家具坐垫、小饰品或其他常见的家饰用品。

植绒是将长的人造单丝（称为麻纤）剪短，并粘到上胶材料上的工业专有名词。以人造压花天鹅绒的材质来说，纤维是尼龙成分。由于梅尔维尔怀疑自己的毛病跟工作环境有关，他于是打了个电话。

诗人伏尔泰写道："工作让我们免于三大罪恶：无聊、不道德与需求。"他只说对了一部分。工作本身可能就是个罪恶；它本身就有健康上的风险，不管你是西北太平洋的伐木工、加拿大新斯科舍大浅滩的渔夫，还是华尔街的证券交易员。

1988 年，根据劳工统计局的数字，私人部门通报的职业灾害就有 620 万件，非创伤性的职业病约 25 万件，这些数字近年来都有增加的趋势。这些研究通常低估了与工作相关问题的频率。首先，有些职业病并没有被发现或认定；还有，因为暴露于工作环境中而造成的慢性病与既存症症状的加剧，通常不被认定或通报。再加上这些统计可能没有包含小企业，这些小企业所雇用的劳工加起来也为数不少。有个统计数字是比较明确的——与工作相关的死亡：1988年有3270人。

职业医学一直为医界所忽略，直到20世纪80年代才有所转变。在过去的十年间，因为政府法令的增加、毒物暴露所衍生的诉讼以及大众对环境风险的认同度增加，专业的需求大幅提升。1970年就有两个联邦组织应运而生，监管美国企业，其一是国立职业安全与健康研究所（NIOSH），另一个是职业安全与卫生管理局（OSHA）。前者是研究与咨询部门，负责调查与职场相关的疫情与执行跨企业的普查。然后告知职业安全与卫生管理局——这个组织负责撰写规章，检查职场是否合乎规定，并通过罚款来强化规章。

当梅尔维尔于1973年发病时，专家鉴定还无法派上用场。所幸他居住的区域只要一个电话，帮助就到。他认为，哈佛的公共卫生学院一定可以协助找到解释。

"有一天我接到这名男子的电话，要求我们调查他工厂的事。"约翰·彼得斯（John Peters）回忆，当时他是哈佛公共卫生学院职业医学副教授（如今是南加州大学医学院职业与环境医学教授）。

"他（梅尔维尔）告诉我他住院的情形，还有其他人有些不明确的症状，其中一位因为严重的病毒性疾病住院两次，"彼得斯回忆道，"另一位仁兄也发病过几次，他认为是工作场所造成的。在这个基础上，他要我介入。我照做了。"

"我亲自造访纺织厂，弄清楚流程，并了解所有元素与可能的接触源。"这是针对职场可能发生的疾病疫情所做的职业健康标准手法。调查人员通常遵循三大步骤。首先，了解流程的细节——工作流程。通常是最近所做的变动，对于员工或老板而言可能微不足道，所以没有被留意。其次，仔细分析工作流程，做出可能接触源的明细表。最后，访问员工并将资料列表，以标准流行病学方式，看看是否能得出任何线索。

这也就是彼得斯与同事戴维·韦格曼（David Wegman）博士所做的事。他们跟在莫尔登纺织厂工作的年龄介于 19 到 61 岁之间的 13 名男女交谈。有的人在植绒部门工作长达六年的时间。调查人员从莫尔登纺织厂几位经理处得知（他们均非常配合），最近压花天鹅绒制程做了变更，自从新的生产流程引进之后，员工的健康状况就开始出问题。

奇怪的是，13 位中仅有七位出问题。彼得斯博士仔细地访谈了所有人，从这些谈话中得出普遍性的情节。

"他们的说法很一致，"他说，"我认为这些人一定彼此交谈，甚至演练过。当然，他们并没有这么做。他们会说，工作情况还不错，然后会有些典型的连续性症状。"大多数是咳嗽、发烧或发冷。许多人会抱怨全身性的虚弱与疼痛；有几个出现呼吸急促现象。梅尔维尔还经历了胸痛。这些症状通常会持续二十四小时，都是在工作的时候出现。周末时则不会出现症状。

在这种分析过程中，什么没发生跟什么发生了同等重要，就像福尔摩斯探案故事《巴斯克维尔的猎犬》（*The Hound of the Baskervilles*）中的狗没有吠一样。为什么六名员工没有生病？从年纪、性别或任何明显的不同中，都无法解释原因。他们都在相同的大楼、相同的部门工作，因此接触源也相同。彼得斯于是详细地检查制造流程，希望找出蛛丝马迹，解释为何有些人受到影响，有些却没有的原因。

在植绒这个制程中，尼龙纤维先染色然后切割为长短约八分之一英寸的短纤维。接着上黏胶使其固定在人造纤维布面上，让它具有天鹅绒般的质感。这个步骤包含使用黏着剂与甲醛树脂到布面，让尼龙纤维固定在人造纤维表面。接着布料材质以 148.89—165.56℃ 烘烤，再使用氨使其酸性固着。

在植绒之后，有些材料（大约百分之二十）由不同的人员处理不同的制程，所以这部分的制程就不在调查人员的分析范围之内。剩下的八成加入碳氟化合物聚合体，使其防污防水。接着加以浸泡、滚动、挤压，再以 148.8—154.4℃ 烘烤，最后以 135℃ 压缩与蒸汽处理。最后，压缩天鹅绒回温 87.7℃ 蒸汽处理，加以冷却后再除静电。最后这个步骤可能产生臭氧。

"所以可能的接触源有好几项，"彼得斯说，"但是每一项都有问题。我们要找臭氧，却没发现。氨与甲醛含量又低得不至于使人中毒，而尼龙纤维又大得无法由肺部吸入。"剩下的就是碳氟化合物聚合体了。有多项线索显示，这可能是问题的根源。其一，处理布匹但没有处理聚合物的员工没有人发病。其次，剩下的人会轮调工作，这些人员只有在处理聚合物这个流程时发病。最后，彼得斯知道有种聚合物烟热症（polymer-fume fever），其症状与这些纺织厂员工的症状相当吻合。

"聚合物"一词起源于希腊文的"多"(poly）及"部分"(meros)。聚合物由单体组成，以化学键链成长链，合成的聚合物特质迥异于个别的成分。使用于压合天鹅绒植绒过程的聚合物称为聚四氟乙烯。

聚四氟乙烯本身的历史就相当可观。正如许多重大的发明一样，聚四氟乙烯完全是偶然发现的。有位化学研究家名为罗伊·普伦基特(Roy Plunkett)，他在 20 世纪 30 年代晚期为杜邦公司工作，试图找寻更好的冷却剂。早期的冷却剂，如氨与二氧化硫，经常令食品业的工人甚至居家的民众中毒。为了找寻更安全的方式，他正在研究四氟乙烯。在正常温度下，四氟乙烯是气体，普伦基特准备了 45 公斤重一桶的四氟乙烯，准备添加氯。为了使气体整夜稳定，他用干冰将部分金属桶冻存。第二天早晨，1938 年 4 月 6 日，他打开一个金属桶，没有任何东西跑出来。

原本以为气体全跑光了，普伦基特将金属桶称重来检验这个假设（满桶应该会比空桶重）。从重量来看，并没有任何气体流失的迹象。普伦基特跟他的助理锯开一只桶，发现里头全是白色的蜡状固体，进一步分析发现，是聚合的四氟乙烯——或者称为聚四氟乙烯。出于对这种新物质的好奇，普伦基特进一步做了实验，发现它的高抗热性，化学属性特别不活泼，也就是说，不会跟其他物质产生反应。此外，它最重要的一个特质是低表面摩擦力——几乎没有任何东西沾得上去。有关聚四氟乙烯的第一份科学报告，于1941年出版。

因为这些理由，普伦基特与杜邦公司明白，聚四氟乙烯应该具有商业价值。他们开始运用它作为其他用途，第一次的普遍用法是1946年时拿来涂覆锅具，避免食物沾黏。该公司因为需要为商品命名，于是起了一个更好记的名称：特氟纶（Teflon）。

1941年的报告出版后十年间，中毒的案例开始浮上台面。肯文·哈里斯（Kenwin Harris）是英格兰塑胶业的保健医师。他于1951年在医学期刊《柳叶刀》（The Lancet）上发表了一篇名为"聚合物烟热症"的文章。这篇精练的报告含括许多信息，也为莫尔登纺织厂调查案提供了直接的方向。

哈里斯所提出的描述至今仍是相当精确。他写道：

> 总是会有潜伏期，从初次接触聚合物烟气到发展出症状，通常要几个小时。不明了这种危险的人，有时候会以为他们是感冒或流感，然后将症状归因于此，特别是症状通常在他们下了班回家后才发生。恢复迅速又让他们更确认了这样的想法；因此，员工们往往不会寻求协助，除非他们一再发病。
>
> 症状初始是胸腔不适，特别是深呼吸时，他们会感觉到胸骨后方隐隐作痛或压迫感，但又没有严重到"疼痛"或"阻塞"，

病人甚至难以形容这种感觉。病人可能会发展出干咳，有些则没有，随着胸部逐渐疼痛，干咳也会加剧。

他继续阐述："身体征兆的逐渐消失或完全没有，非常明显……急速的发病，然后快速消失，一天内或最多两天，病人就完全康复了。"

哈里斯博士继续阐述两个聚合物烟热症的临床个案，并参考了另一名医生提出有关杜邦化学公司的两个个案。他进一步以老鼠做实验，深入研究。为了说明症状的原因，他将这些实验室动物暴露于聚四氟乙烯下。这些实验的结果显示，温度是关键的因素。聚合物在低于298.89℃以下，相对稳定，不会释放出任何有毒烟气。

这并不是工业材料烟气第一次成为人类疾病的罪魁祸首。金属烟气热于1822年首度被波迪吉尔（Potissier）医生提出。铜器铸造工出现类似的症状，所以有"铜器铸造工疟疾"及"铜热"的说法。这些症状大多与吸入特定金属（包括铜、锌、镁与其他金属）极微小的分子有关。当这些金属被焊接（如造船业）或熔解、熔炼，比单一红血球细胞小三十倍的分子就会释放到空气中。当工人吸入这些物质到肺部，他们便会发生像乔治·梅尔维尔与其同事一样的症状。在这些早期报告中，有些病人发高烧，以至于被误诊为疟疾。

尽管有这些冗长而丰富的历史，彼得斯对这个看似合乎逻辑的聚合物惹祸的假设，还是存在两大疑点。首先，并非所有暴露于聚合物的工人都发病。而且更重要的是，并非聚合物本身引发症状，而是聚合物被加热到超过298.8℃时产生出的烟气。压缩天鹅绒制程所记录的最高温度是165.56℃。

"所以我们又有点卡住了。"彼得斯回忆。总是回到相同的问题上：为什么有些人发病，有些人幸免？当彼得斯再度分析访谈资料时，答案却显而易见（至少现在回想起来是如此）。"我很幸运。由于呼吸道的症状很明显，我们于是在问卷上加了抽烟这个部分。结果这就是线索所在。"

大多数发生聚合物烟热症的职员都吸烟。梅尔维尔抽烟斗。接触聚合物的工人在布料浸染、滚卷、压缩与烘烤时，必须处理并调整布料，因此手上会沾染聚四氟乙烯。工作时他们可以经常休息，这时候，通常会跑去抽根烟，但并没有先洗手。抽烟与聚合物烟热症的关系之前就已经建立。1963 年，一份有关这种关联的报告就刊登在《工业保健医师联合会会刊》(*Transactions of the Association of Industrial Medical Officers*) 上，这份会刊艰深晦涩，一般医生也未必看得懂。

1965 年，另一份有关堪萨斯一间大工厂 36 名工人疫情的报告刊登在更知名的《美国医学会期刊》上。这个个案的细节跟莫尔登厂的情况有些类似。装配车间的工人出现症状——但并非全部。疫情的起始正好与工作流程的两项改变同时发生。其一是使用新的聚四氟乙烯脱模剂，其二是引进新的空调系统，使工厂该区域的通风减少。大多数发病的工人都吸烟，没吸烟的则使用空气枪将空气加热到398.89℃，远超过聚四氟乙烯产生毒性的关键温度。调整通风与禁止厂内吸烟，是遏止疫情的唯一办法。

1972 年，其他医生也刊出一个 50 岁妇女发生聚合物烟热症的极不寻常的案例。她在真相未明之前的九个月间，曾经发病超过四十次。她一天吸一包烟。一位女性同事跟她接触相同的环境，但未吸烟，就没事。所以在医学文献中，有关聚合物烟热症与吸烟的关联早有前例可循。

香烟究竟有多热？毕竟，它并不会烫伤吸烟者。一组研究人员发现，香烟的燃烧区均温达到 882.2℃——几乎是使聚合物产生毒气的温度的三倍。但工人手指上的聚四氟乙烯要有多少量，才会产生足以致病的烟气？一项对人体志愿实验者的研究发现，聚四氟乙烯只要0.4毫克就足以致病。 在另一份研究中，舍伍德 (R. J. Sherwood) 发现，将沾染一颗沙粒般大小聚合物的烟点燃，就足以产生相当集中的烟气。

劳伦斯纺织厂的问题一旦厘清，解决的方法就相当简单了。工作场所被设计为非吸烟区，任何人没有洗手之前不得吸烟或进食。自此，再也没有任何聚合物烟热症的个案发生。

故事就这样结束了？

并非如此。

首先，聚合物烟热症还是会偶尔发生。自 1985 年 7 月到 1986 年 3 月的九个月间，密西西比一家招牌与印章店里，三名工人重复发生像是流感的严重症状，合并肌肉与背部疼痛。工人每周都会出现几次类似的症状，但从没有在周末发生过，而且只有制作橡皮章与金属章的工人受到影响。

经过几个月，公司负责人终于要求国立职业安全与健康研究所评估这种状况。在这次类似莫尔登纺织厂的事件中，调查人员发现，该负责人最近对流程做了变更。1985 年 7 月，该公司开始用一种新石棉的版子作模型。工人把塑胶倒入模型版后，他们会将版子放入温度达 304.4℃的小烤箱烘烤。但在流程的最后一个步骤中，橡皮章往往会黏到新版子上，工人于是开始使用一种脱模喷雾，使印章从版子上脱落。含有微量碳氟化合物的喷雾供应商，并未在其安全评估表中标示包含聚合物烟热症的可能性。就像先前的疫情一样，只要厘清问题所在，执行简单的解决方案后，就再也没有传出任何的病情了。

跟尼龙植绒业相关的第二起事件，超出医学的范围，还引起政治与道德上的关注。1990 年，一名在微纤维有限公司工作的职员，因为呼吸急促与咳嗽，到加拿大安大略看医生。他在微纤维的工作就是植绒。他最终被诊断为间歇性肺病，这种肺部发炎的状况极为罕见并会留下后遗症。有时候可能发展成慢性呼吸困难，严重的话可能需要全天候的氧气治疗。厂内其他工人也遭逢类似的症状，其中一人差点因此死亡，加拿大政府于是介入实施改善，以遏制此病。

四年后，1994 年 11 月，一名在微纤维公司位于罗德岛波塔基特（Pawtucket）工厂工作的工人出现类似症状，也被诊断为间歇性肺病。病人被转诊到职业健康专科医生戴维·克恩（David Kern）处。他视察了工厂，工厂的态度与莫尔登纺织厂的配合态度大相径庭，他回忆："人事主管在门口迎接我们，要求我们签署业界机密保密协定。"克恩签署了文件，开始进行调查，运用的手法与彼得斯在莫尔登厂使用的雷同。他并没有发现可疑之处，结论是，不太可能是职业灾害问题。

但是一年后，该工厂的第二名工人被转诊到他这里，时间是 1996 年 1 月，克恩开始重新思考这个问题。两起罕见疾病的患者皆于同一家工厂工作，显示确有关联，而且极有可能是职业造成的。该公司也要求国立职业安全与健康研究所调查，克恩于是进行了平行调查。当克恩检查了该工厂 165 名工作人员后，他发现 7 名有类似的症状，其间歇性肺病的发生率高于一般人口 50 倍之多。这可是大新闻，两组调查仍在进行当中，1996 年，克恩便将初步的信息整理成摘要，打算在 1997 年的美国胸廓协会（American Thoracic Society）会议中提出。

摘要通常是还没准备正式发表于医学期刊的初步研究的简短报告，目的是提醒其他医生与科学家关于其初步发现。有时候，医生在专业会议中会阅读摘要，找到研究同一问题的研究人员，这有可能促成双方的合作。这是学术界标准的惯例，所以当纺织公司要求他不要提交摘要时，他非常惊讶。公司发言人辩称，摘要中包含业者信息，因此违反克恩两年前签署的保密协定。克恩很惊讶他于 1994 年签署的协定，居然被援用到直到 1995 年才开始的调查。

尼龙纤维再度成为祸源。但不像先前聚合物烟热症的短暂性症状，这些新病人的肺部似乎遭受永久性的伤害。他很忧心，先前未被认定的症状会导致肺部永久性的伤害。更何况有些个案造成严重的肺部伤害，其中一名患者还需要在重病看护病房靠呼吸器为生，差点死亡。克恩也担心，这种新病症所发生的行业，在美国就有 2500 名从业人员，全球更有数千名。随着时间的流逝，更多病例浮上台面，克恩调查得更加深入。因为这些症状几乎确定是可以加以避免的，克恩希望尽可能地大力宣传。

此时情况变得更加难堪。克恩的研究所位于波塔基特纪念医院，他还在布朗大学医学院担任教职。律师涉入了。布朗大学威胁要开除他，医院也警告他，可能关掉他的研究所。克恩于是反控大学、医院与微纤维公司，宣称其受职业安全与卫生条例（Occupational Safety and Health Act）保护的权利遭到侵犯。克恩的朋友与同事开始发起写信活动。在他于 1997 年春天提出摘要后一周，医院与大学同时寄出信函，告知五年合约不再续签。克恩提出许多反控诉。超过 70 名职业专科医师都支持克恩，一部分原因是鉴于石棉沉滞症（asbestosis），这也是另一项原本以为安全的有毒物质。他们诉求的是"提报的责任"。

最后，克恩与其同事在《内科医学录》（*Annals of Internal Medicine*）中发表了他们的发现，并新造了一个名词"植绒工人肺病"（flock worker's lung）。他们的文章发表于 1998 年，描述了从未曾报道过的慢性间歇性肺病的成因。报告中详述八个案例，其原因与聚合物聚四氟乙烯无关，而是与尼龙纤维本身有关，结果发现，尼龙纤维吸入呼吸道，造成发炎。第二年，国立职业安全与健康研究所主办了一场临床医生参加的研讨会，专门研究这个新病名。

最后有关纤维接触的故事，又回到梅尔维尔发生的相同问题——聚合物烟热症，而且非常特别的是，发生在相同的地点——莫尔登纺织厂。

莫尔登纺织厂继续进行投资。它在 1981 年破产，但公司以新的合成纤维绒织品卷土重来，这种以聚合物纤维制成的材质可以把身体的湿气吸附。19世纪八九十年代，这种材质与其第二代产品普遍受到多家高端户外服装制造厂的欢迎。家饰品对其仿天鹅绒材质的需求也大增，所以该公司于1983年从破产再度重生。生意大幅上涨了两百个百分点，莫尔登纺织厂也成为一家产值30亿美金的公司。到了1986年，因业务阵容强大，公司开始每年投资1000万美金用于最先进的研究、设计与生产设备上，以赶上上游厂对其产品日益增长的需求。许多服装大品牌如巴塔哥尼亚（Patagonia）、地理尽头（Lands End）、埃迪鲍尔（Eddie Bauer）、比恩（L. L. Bean）等，吃下了莫尔登纺织厂生产的所有布料。

20世纪90年代，莫尔登纺织厂成为少数能够挺过严峻的环境法令及马萨诸塞州高劳工成本的纺织制造厂。仿佛公司想要展现气魄，它试图建造水源处理厂，恢复工厂所在的梅里马克河系统以保护环境。减少了产品生产中必备化学品的添加量，它戮力于节能减排。该公司产品的国际市场也不断成长。

1995年12月11日，正当阿龙·福伊尔施泰因（Aaron Feuerstein）庆祝其七十岁大寿时，一场爆炸震撼了工厂，无名火摧毁了九座建筑物中的三座。身为原创办人孙子的福伊尔施泰因，这时担任公司的总裁，誓言重建。此举震惊了业界许多人，他甚至继续发放薪水给失业的工人，只要资金得以供应。此举在莫尔登厂不佳的声誉中无疑是雪中送炭，克林顿总统甚至在1996年的国情咨文中提及此事。

自此，该公司再度陷入破产，直到2003年浴火重生，这一次，福伊尔施泰因家族不再居于领导阶层。新世纪开始，劳伦斯的工厂成为大约一千名员工的家。

不过莫尔登纺织厂依旧是个工厂，对于工业灾害始终不堪一击。故事的最后显示出群体意识的重要性。

"聚合物烟热症爆发几年后，"彼得斯回忆，"我们在哈佛的几个人开始辅导工厂应对工业健康问题，有一天我们接到工厂（莫尔登纺织厂）打来的电话，工人再度面临类似的难题。现在在那里工作的人已经不一样了，他们在周末做了些好玩的事，不知怎么的，将聚合物弄进了暖气系统。第二周的周一，天气很诡异，风从不寻常的方向吹来，让暖气系统的排气又通过通风口进入建筑物。"

"有几个案例，很确定的是，他们都位于通风口附近。我们改变了通风系统，解决了这个问题。"自此，莫尔登纺织厂再也没有发生聚合物烟热症的问题。

# 故事九
# 瞳孔放大的男孩

虽然加里·赛尼克（Gary Setnik）已经在急诊室担任专科医师十五年了，他还是不确定会碰到什么病例。在马萨诸塞州芒特奥本医院（Mount Auburn Hospital）的任何一天，他都可能碰到鼻塞的小男孩、突然发病的青少年、患肺炎的老奶奶，或者是心跳停止的高层主管。随着时间过去，许多个案都会模糊成一团。

但医生们都会记得某些个案的细节，即使是在多年以后。

"虽然你看过几千个病人，但还是有少数几个案例太不寻常、太有价值，因而成为你最重要的记忆的一部分。"赛尼克说，在回忆其中一个病例时，他靠回剑桥医院办公室的皮椅背上，"而以下我要说的，绝对是其中一个难忘的个案。"

"几年前，大约是1985年，10月一个多云的星期天下午。我清楚记得从档案架上取出下位患者的档案时，立即被手边的资料所吸引。"

那是个十岁男孩的资料，我称他为肖恩·马修斯（Shawn Matthews）。一位分诊护士——通常是在急诊室第一个与新患者接触的人，已经在肖恩的档案上做了注记。根据护士的说法，这位小男生的主要症状是头痛与视力模糊。她记录下他的主要症状：患者看起来都相当正常，特别不寻常的地方在于肖恩左边的瞳孔放大。这是赛尼克当时所有的资料。

当时担任芒特奥本医院急诊科主任的赛尼克回忆："在我还没离开档案架时，我已经在思考头痛与瞳孔放大的所有可能原因。大多数原因都是不好的。我有点心急地走到急诊室，自我表明身份。我甚至还记得房号，是II-R。肖恩坐在检查桌前，父母和一位妹妹在旁边。我立即注意到他瞳孔的不对称。右边正常，左边则充满整个虹膜（也就是眼睛有颜色的部分）。肖恩看起来很好，呼吸正常，也看不出疼痛的样子。他有点焦虑，但程度不比任何被父母带到急诊室的十岁男孩高。"

"我转向父母，并开始询问一些问题。"马修斯先生说，"不像有些学步期会感染耳疾的小孩，肖恩健康状况极为良好，而且一直都没事，直到今天吃完早餐，他开始抱怨左眼后方的头部疼痛，还有视力模糊。当他告诉父母后，他们注意到他放大的瞳孔，就立刻带他到急诊室。没有任何眼睛受伤、用药、点眼药水的记录，也没有任何过去的病史或家族病史。他没有发烧，也没有脖子僵硬。"

接下来，赛尼克直接询问肖恩。男孩告诉他，头会持续隐隐作痛，而且是在不正常的眼睛正后方。肖恩说话、咀嚼、吞咽或走路都没有问题，平衡也没有困难。当头痛开始时，他正在房里玩，并没有发生任何不寻常的事。

在帮肖恩检查之前，赛尼克开始思考接下来要做的事。"我在想他是否需要其他更精密的检查，以及借助小儿神经外科医生的专业知识。急诊科医生的心思总是会想到两三个步骤以后的事情，时间是关键。要区分急诊医学与其他专科就是，时间是处理患者的主要因素。我已经在想，我需要将男孩转诊到有小儿神经外科医生的医院吗？需要叫救护车还是让父母开车载他？最开始，我有两项可能的疑虑。肖恩症状的第一个可能原因是眼部创伤，但他没有任何病史。另一个原因浮上心头，而这一个是我最担心的，这可能是脑动脉瘤吗？"

眼睛是身体一个伟大的奇迹，虹膜本身也是一项了不起的设计。

瞳孔就是眼睛中央的区域，被有色区域（虹膜）所包围。虹膜事实上是眼睛这个器官持续去调整瞳孔大小的负责单位，而瞳孔就是虹膜里面的一个洞。虽然我们经常把这样的机制视为理所当然，想象一下，从漆黑的电影院里走出到明亮的阳光下。虹膜永无止境的任务的重要性，立即显而易见。在电影院的昏暗灯光下，虹膜的扩张肌会收缩使瞳孔放大，让更多光线冲击视网膜，这样我们在黑暗中才能看得更清楚。照相机光圈的设定，也是运用相同的机制。当你走出漆黑的电影院，阳光涌入视网膜，对于放大的瞳孔来说光线太多了。你会自动地眯眼，并用手遮挡眼睛。用不了几秒钟，虹膜的括约肌会紧缩让瞳孔变小，让更少的光线进入眼睛。

瞳孔持续的依据明亮度与观看物体的距离，调整再调整。大致来说，两边的瞳孔大小应该是一致的，但是至多约有百分之二十五的正常人，瞳孔大小会有些微差距，而且可能间歇性及偶发性地发生，且可能从一边转换到另一边。

就像控制全身的所有肌肉，神经系统同样控制着虹膜。而且就像身体的非自由肌，负责我们不自觉的身体机能（如心脏、肠子或膈肌）一样，调整瞳孔大小的就是自主神经系统。自主神经系统又包含两个部分——交感神经与副交感神经。这就像是身体的阴与阳。交感神经系统启动身体行动——加速心跳，增加呼吸速率，减少肠子蠕动与唾液分泌——也就是战斗或逃跑的反应。而副交感神经正好相反，它增加唾液分泌，提升肠子的蠕动，使心脏与呼吸速度放慢。至于在瞳孔大小方面，交感神经系统使瞳孔放大，副交感神经系统则使瞳孔缩小。就像阴和阳，自主神经系统的这两个部分持续建立两者的平衡，并在特定的状况下设定正确的方式。

交感与副交感神经影响眼睛的方式还有一些差异之处，其一是神经纤维到达眼睛所采取的路径。交感神经纤维源于脊椎位于胸腔的位置，在颈部的神经节重新编组，然后顺着血管直达虹膜。副交感神经纤维深植于大脑中枢，也就是脑干原生部位，成为第三颅神经的一部分由大脑出发。这条神经包含控制眼球移动的其他纤维，沿着颅骨壁直达眼球。当它退出大脑，就进入所谓的蛛网膜下（subarachnoid），也就是脑脊液蛋白存在的区域。这种清澈的液体供给大脑与脊椎养分，并充当减震器。当第三颅神经穿越此充满脑脊液的空间时，很容易受到此区域结构的挤压。其中之一便是后传达动脉，也就是连接大脑前半部与后半部动脉供给的血管。如果有东西压迫了此区域的神经，那么阴与阳就会失去平衡。在这种状况下，造成压迫的东西会挤压副交感神经纤维，减缓其功能。因为到达眼睛的路径不同，交感神经会维持活跃，不受影响，造成瞳孔放大。

有了这种解剖结构的概念，加上肖恩喉咙、脖子、肺与腹部的检查都正常，赛尼克于是将他的注意力转移到男孩的神经系统上。他检查了肖恩的感觉、力量、平衡感与反射能力。他从颅骨听取杂音——也就是大脑血管交缠造成的嘶嘶声。他用检目镜检查视网膜，寻找大脑肿胀或出血的迹象。他还检查了肖恩的脖子是否僵硬，这是蛛网膜下腔发炎的指标。

"我非常仔细地检查了他的眼球移动，因为控制瞳孔的神经也同样控制了眼球的动作。他的眼球移动完全正常。"赛尼克回忆，"我又检查了所有十二条颅神经，还仔细地检查了瞳孔。当你对着一边瞳孔照光，两边瞳孔都会收缩，这称为交感反应。结果放大的瞳孔并没有反应。当一个人本来看远方物体转而看近处物体时，瞳孔也会收缩，这称为视觉调节反射，而他放大的瞳孔在移到近处物体时也没有收缩。"但除了瞳孔放大，肖恩看起来健康得很。

说不通！

"检查结束后，我靠回椅背，我记得我将手指放在蓄胡子的下巴上，思考着。我被男孩看起来健康的模样卡住了。我的直觉是他根本没病。身为急诊科医师，你会产生那种直觉；这不科学，但你还蛮擅长的。 有时候，你不会凭反射去行动，而只是坐下来给自己空间思考。我面对的是最不寻常的情况。对我而言，最可能的诊断——神经出血或压迫，已经越来越不像是可以理解的问题。 重点是，肖恩在我看起来一点都不像生病的样子。还有，他的眼球移动正常，我认为，神经创伤造成瞳孔放大却不影响到使眼球移动的肌肉，相当不寻常。"

赛尼克清楚地知道，常见压迫第三颅神经的原因是后传达动脉的动脉瘤。动脉瘤是位于动脉脆弱部位的突出物。就像轮胎的脆弱部位会被里面的空气压迫鼓出，动脉瘤也可能在血液的压力下从动脉鼓出来。动脉瘤可能发生在身体任何部位的动脉。大脑内部或附近的动脉瘤相当常见；发生率约为百分之二。在大多数个案中，并不会引发症状，所以不会被发现。但因为某些尚未被完全理解的原因，有些患者的动脉瘤会开始长大。有时长得足够大，甚至会破裂。在这种情况下，患者通常会感到剧烈疼痛，可能是有生以来最难耐的头痛。因为这些动脉瘤通常位于蛛网膜下腔，所以这样的出血就被称为蛛网膜下腔出血。通常需要电脑断层扫描，或通过腰椎穿刺才能确诊。

发生蛛网膜下腔出血后，患者必须迅速得到处置。在 80 年代末期，当这类个案发生时，主要的处置便是开颅手术。首先必须用血管造影术确认动脉瘤所在，然后快速处理，使其与循环隔离，并避免患者持续出血。

当赛尼克为肖恩看病时，血管造影术尚有风险。做法是从腹股沟的股动脉插入导管，蜿蜒蛇行到主动脉，然后进入大脑主动脉。患者会被注入少量的染料，然后照 X 光。染料会显出大脑动脉的轮廓，如果有动脉瘤，就会显示在 X 光片上。一旦确认了动脉瘤的位置，受过特别训练的神经外科医师会在头盖骨上钻洞，取下一块头盖骨，打开脑袋。外科医师会仔细地拨开大脑，找出有动脉瘤的主要血管。接着在动脉瘤底部放置金属钳，使其隔绝于循环之外，避免任何后续的破裂。

现在有比较不具侵入性的动脉瘤疗法，称为血管内栓塞疗法（endovascular）。受过特殊训练的医师会利用类似于血管造影术的导管，将铝圈置入动脉瘤内。铝圈会使动脉瘤内的血液凝结，这样一来，就使动脉瘤排除在循环之外，达到与手术相同的功效。

动脉瘤并不一定会造成蛛网膜下腔出血，有时候它只会长大但不会破裂。如果动脉瘤碰巧在后交通动脉上，通常会压迫到第三条颅神经。这样一来，瞳孔就会放大，伴随轻微头痛。如果赛尼克的担忧成为现实，肖恩可能需要转送到小儿神经外科中心，接受血管造影术与开颅手术。

"就在这时，我记起五年前看的另一名患者。他是在化学实验室做实验的哈佛研究生，也是因为瞳孔放大来的。他正在研究阿托品（atropine），这是很可能造成瞳孔放大的化学物质。他不小心沾到手指上，然后不经意地揉了眼睛。不知怎么的，这两个个案在我心头联系了起来。"

阿托品有个悠久且多变的历史。阿托品是一种生物碱，萃取自产于欧亚结出黑色甜浆果的草本植物。植物学家称其为颠茄（Atropa belladonna），它比较通俗的名字是致命的茄科植物，或者恶魔的樱桃。这种植物遍布各处，中欧与南欧、西南亚、阿尔及利亚与北美大多数地区都可以见到它的踪迹。这种灌木植物可以长到几英尺高，而且偏好大树下的阴凉处。树叶呈深绿色、大小不一，叶长约3—10英寸不等。深紫色的花在六七月间出现，盛开于整个九月间，此时会结出像小樱桃般大小的黑色浆果。这些浆果里的深色汁液诱人地香甜。

这种草本植物属于茄科，种系包含多种植物，有些是可食用的，有些则对人类具有毒性。作为人类重要的食物来源的番茄、茄子、红辣椒、塔巴斯科辣椒（Tabasco peppers）以及马铃薯都是茄科的。喇叭花也属于这个物种。还有提炼烟碱（俗称尼古丁）的烟草。烟碱对人类有许多作用——有些有毒性，有些则有助生理功能。

虽然现在马铃薯属于人类的食物链之列，但并非一开始就如此。马铃薯可能最初在一万三千年前源于智利的安第斯山脉，但直到五千年后才于该地区种植。当西班牙人在 16 世纪末接触到马铃薯时，他们一点都不喜欢。其中一个原因是：马铃薯没有一定的生长季节，这是欧洲人不习惯的。另一个原因是：欧洲人认为马铃薯的植物外观，跟西方社会恐惧千年的一种植物非常相仿。

来看看天仙子（henbane）这种植物。这种植物是欧洲与亚洲许多地区的本土物种，曾经被引进新世界*。它的叶片具有药用价值，已经被使用了两千年之久。它包含两种生物碱：莨菪碱（hyoscyamine）与东莨菪碱（scopolamine），其对人类有相当重要的药物作用。天仙子通常会造成幻觉、瞳孔放大、心神不定与皮肤潮红。据说埃及艳后使用这种植物的萃取物谋杀敌人，虽然当她决定结束自己的生命时，是让毒蛇咬伤。她也知道一种稀释的用法，就是放入眼中使瞳孔放大，让自己看起来更加诱人。古希腊人与古罗马人也深知天仙子的用途，据说阿波罗女祭司会使用它来增加自己宣言的精确度。中古世纪，天仙子的萃取物是给囚犯的毒药。传统的德国比尔森啤酒则用它来酿酒，直到 1516 年《巴伐利亚纯净律法》（*Bavarian Purity Law*）颁布禁令后，才倾向以啤酒花来酿酒。

茄科另一个有毒植物是曼陀罗。这种闻起来恶臭的植物源于印度，但已经传遍全世界。有些人认为，它刚传到北美时是落脚于弗吉尼亚州的詹姆斯敦（Jamestown），因为记录显示，初期移民的水手被其毒害。误把它当菠菜食用后，他们差点死了。所以这种植物也被称为詹姆斯敦草，后来简称为曼陀罗。在中古世纪，意大利的职业杀手以曼陀罗设计了一种饮品，不仅会杀了喝下饮品的人，还有一个（对

---

\* 指南北美洲及附近岛屿。

囚犯的）好处就是，死前感官会迟钝。这种植物的萃取物还具有一种心理性的作用。16 世纪的印度妓女就用它来麻醉客户，而白奴则用它来当作春药。

在这个物种中对人类最重要的，堪称"致命的茄属植物"——颠茄，这种植物有正反两面的历史——既是毒物，又是药物。其属名 Atropa，源于命运三女神中最大的阿特洛波斯（Atropos），这位女神同时掌管斩断生命线。所以这个名字隐含着阿托品是致命的意义，吃下一枚浆果，就可能置人于死地。

这种植物也影响了几大战役。据说颠茄是在帕提亚战争中削弱了马克·安东尼（Marc Antony）军队战斗力的毒物。根据希腊哲学家普卢塔克（Plutarch）的说法："那些寻找植物的人，很少找到他们所熟悉的，在尝了不知名的植物后，他们发现这使得他们进入疯狂与死亡的状态。吃下它的人立即丧失记忆与智能，同时会不断地转身搬移任何他看得到的石头，仿佛他要寻找什么重要的东西。军营中充满了不快乐的人，弯下身掘石头、搬开石头，直到他们再也找不到任何充当解药的酒时，他们开始狂吐。"

在麦克白领导下的苏格兰军队，休战时使用颠茄来毒害丹麦军队。苏格兰军提供一种浸泡了很可能是颠茄根的酒给丹麦军喝。这段越轨的行为也刻画在莎士比亚名为《麦克白》的剧作中，当班柯（Banquo）说："或许我们吃了让我们疯狂的植物根，让我们成为战犯？"

但是它不仅是种毒药。文艺复兴时期的意大利女性，知道了埃及艳后如何善用天仙子：如果她们将植物汁液稀释后滴入眼睛，会使瞳孔放大，使她们更加美丽。因此它的种名 belladonna，在意大利文中便是"美丽的女士"之意。

这种浆果形似那些可食的种类，因此人们有时会误食。1846 年《柳叶刀》期刊便记录了在白教堂路（Whitechapel Road）贩售商品的

死亡晚餐派对：真实医学探案故事集

草本学家的案例。有位女性花了三便士买了一品脱的刺草莓，并做了个馅饼。期刊写道："她的丈夫比她吃得还痛快。晚餐还没撤，有个客人进来付钱，随行有个孩子叫作塞缪尔·琼斯（Samuel Jones）。那小男孩眼巴巴地看着那馅饼，她于是也给他吃了点，那时丝毫没想到果子是有毒的。她的丈夫吃完晚餐几分钟后，说他有些晕眩，就到了吧台区。他的睡意大增，脸色不对，瞳孔也开始放大。他说他的嘴里有种奇怪的铜味，他想上楼躺在床上。上楼梯时他步履蹒跚，到了房间就跌倒在地板上，失去了知觉。"第二天早晨，那男人跟那个小男孩双双亡故，其他吃馅饼的人也都病得很重。

颠茄也用作医药用途。1803 年，它还被用来治疗一些发热的疾病，如瘟疫、中风、剧烈咳嗽、狂犬病、忧郁症与狂躁症。19 世纪的执业医师明白其毒性，建议每日药量逐渐增加，直到病人出现"喉咙紧绷"这种中毒迹象为止。

19 世纪中叶，药用化学已经成为一门发展得很好的科学，法国、德国与英国的化学家，都在实验室里试图揭开人类神经系统与几世纪以来使用的不同植物之间的秘密。1831 年，一位德国的药剂师首先从颠茄根中萃取出阿托品来。这些发现，帮助生理学家厘清了自主神经系统的组成。

阿托品有时标示为颠茄以作贩售，用于神经痛、背痛、关节酸痛、肺结核等其他疾病的治疗，它也被加入包扎绷带中帮助皮肤创伤愈合。所以即使科学不断发展，阿托品的使用却尚未臻科学。一部分是因为这样的原因，所以即使到了 20 世纪，阿托品中毒还是时有所闻。

因为太常见，1911 年有位医生搜集了阿托品中毒案例 682 件，其中 60 人死亡。总数中，379 例属于使用了含颠茄的眼药水、绷带与软膏造成的意外事件，另外 303 例是因为单纯的生物碱中毒。然而有 37 例是自杀，还有 14 例被认为是谋杀。

阿托品中毒的症状产生于自主神经系统不平衡。病人通常会产生幻觉，他们可能喃喃自语发出听不懂的话语，或者拾取衣服上或床单上看不见的东西。他们可能会激动不安。他们的步履不稳。简言之，看起来很像喝醉酒。他们的脉搏急促，体温通常会升高，皮肤干涩，有时看起来红红的。医生对于这些症状有个简单的记诵法："跟野兔一样热，跟蝙蝠一样瞎，跟骨头一样干，跟甜菜根一样红，跟卖帽子的一样疯狂。"

"跟蝙蝠一样瞎"指的是阿托品对眼睛的影响；它会使瞳孔放大，有时候甚至看不到虹膜。阿托品同时降低虹膜适应周遭光线与距离的能力，这造成了模糊的影像。

一种类似阿托品的化学合成药物可能广为使用，并运用在化学攻击上。20世纪60年代早期，美国便储备了这种物资，因为其效果很难预测，政府在80年代销毁了这些储备物资。据说（但未被证实）波斯尼亚塞尔维亚人在1995年7月曾用它（北大西洋公约组织称其为迷幻麻痹毒气）来攻击从斯雷布雷尼察（Srebrenica）逃到图兹拉（Tuzla）的平民。

事情的另一面是医药性的，也就是阿托品的医疗用途。因为阿托品对心脏的功效，多年来医生使用它来加速极度缓慢的心跳速率。当病人有心脏阻塞或心搏缓慢症状时，静脉注射阿托品通常会立即且大幅改善这个问题。眼科医师有时候则是在眼睛里滴入阿托品眼药水，使瞳孔放大。

这么多年来，这方面个案的报告偶尔出现在医学文献上，就像赛尼克医生看诊的那名化学系学生。这些案例并不多见，但细节相当有趣。

1992年有个引人注目的案例，一位54岁的男性在提起颇重的浇花器时，右眼突然视力模糊。经过检查，他的右眼瞳孔极度放大，其他都正常。患者并没有服用任何可能产生这种后果的药物，也没有使用眼药水。在繁复的问诊后，医生才了解，他曾经砍除一种名叫天使

　　　　　　　死亡晚餐派对：真实医学探案故事集

喇叭（angel's trumpet，拉丁名 Datura suaveolens）的植物，这种植物是茄科，会分泌阿托品。他的症状这才获得解答。为了百分之百确定，负责检查的其中一位医生取得上述的相同植物。他将果汁滴入眼睛。可想而知，医生的瞳孔也放大了。

在过去的十年间，还刊出了很多报告。其中一份瑞典的文章，眼科医生提出六个单独的园艺人员与植物学家的案例，他们的眼睛无意中滴进了天使喇叭的汁液，因而造成瞳孔放大与视力模糊。这种植物无与伦比地美丽，因此在瑞典广受欢迎并不令人意外。其大型的优美枝干长向天际，然后垂直地落下。在每个嫩枝尾端开出一朵大白花，大约六英寸长，形似铃铛或喇叭，离地约数英尺高。

有个个案与肖恩·马修斯的情况极为类似，圣地亚哥的医生通报，有对父母带了一位 12 岁男孩到急诊室，症状是眼睛感觉很奇怪，左眼瞳孔放大，其余的检查结果都正常，他否认曾经使用、接触或暴露于任何药物或眼药水下。再度询问男孩近期的活动，医生发现，他那天早晨在后院玩耍，看到一种植物——天使喇叭；父母记得看见他在池塘边把玩一些花朵。

也曾出现因为接触其他相关植物造成相同后果的案例。多起因月光花（moonflower，拉丁名 Datura inoxia）造成瞳孔放大的案例就曾发生过。各种药物也可能造成类似的后果。其中一份最早的报告中提到，一位 28 岁的女性三天来因为无法聚焦导致无法阅读而向眼科医生求助。她的两眼瞳孔放大，见光也没有收缩。经过详细而反复的问诊，并没有发现使用或接触过任何药物，于是被转诊给其他医生。这位医生问诊后发现，这位患者曾经使用治疗行动不便的药用贴布。其中的主要成分为东莨菪碱，就是这种类似阿托品的生物碱造成瞳孔的放大。不知怎么的，病人使用了贴布，手指上沾染了一些成分，然后又摸到了眼睛。

2004 年，有位正在接受白血病治疗的 20 岁女性，有头痛的症状，左眼瞳孔放大。除此，她的神经学检查一切正常，因为她正接受癌症的化学治疗，于是做了脑部的电脑断层扫描，结果也正常。经过这项检查，病人才想起自己在头痛开始之前，撕除过头上的一块含东莨菪碱成分的药布。

其他个案则是由使用眼药水或治疗气喘的吸入剂引起的。在所有个案中，问题的本质刚开始并没有被发现，直到医生发现了未在最初提供的信息。

"在医学界，我们认为百分之八十的诊断通常可由问诊确定。"赛尼克说，"虽然现在有这么多高科技的检查，但还是问诊会让你知道这个人出了什么问题。如果再没有充分的解释，我慎重地考虑将肖恩转院至波士顿儿童医院做血管造影。我于是重新问诊。"

"现在我想知道，是否有任何的可能性，肖恩的眼睛进了什么东西。家里有没有人用眼药水？到过家里的客人有没有人使用眼药水？家里有没有些旧的药物？接着，马修斯太太抬起头说：'喔！天啊！我们给毛毛的眼睛擦了什么？'"

"'谁是毛毛？'我问。结果毛毛是只猫，它的眼睛有问题，兽医开了药膏。肖恩接着自己说：'我头痛之前，坐在书桌前，毛毛跳上来，我摸了摸它。'"

"我脱口而出：'就是它了！'但为了确定，我要马修斯太太回家把毛毛的药带来。肖恩和爸爸留在急诊室。约三十分钟后，马修斯太太回来，交给我一管标准的十五克重的软管。兽医在上面清楚地标示：'内含百分之一阿托品药膏'。"

"我告诉这家人，肖恩的瞳孔很可能持续放大七到十天，之后就会完全恢复正常。"这个个案显示药效有多强！肖恩并没有将药物放入眼睛。他只是摸了摸猫而已，猫在清理自己时，毛发上沾到了药膏。肖恩一定是在那之后——揉过眼睛。

# 第三部分

## 内在环境的变异

## 故事十
# 生日聚餐后的猩红热

1985 年 10 月 5 日星期六，小儿科医师暨哈佛公共卫生学院教授伯纳德·盖耶（Bernard Guyer），坐在新罕布什尔一家小酒馆用午餐。他感觉非常放松。他正在庆祝自己 43 岁的生日，享受着邻近怀特山（White Mountains）与康涅狄格河之间，这家世界级豪华度假旅馆的清新空气。刚过中午，伴随他用午餐的还有妻子与母亲。跟他们同桌的还有至交好友：玛丽·威尔逊（Mary Wilson）医生和她的丈夫哈维·法恩伯格（Harvey Fineberg），以及菲尔·斯塔布菲尔德（Phil Stubblefield）医生跟他的老婆琳达（Linda）。

除了庆祝盖耶的生日，这组人到这里是要参加由公共卫生学院所赞助的医学会议，并担任发言人，此时早晨的会议刚结束。身旁有朋友与家人的陪伴，盖耶正准备享受美妙的生日午宴。

医学会议筹办单位必须找到有名气的主讲人，但其中一个极重要的方面是在当年的合适时间，将他们聚集在令人向往的地点，以吸引众多的医生参与。他们欢迎携眷参加，在会议之间会安排休息时间，让与会者及其家人得以享受选定地点的周遭环境与设备。

所以以妇幼健康为题的会议，公共卫生学院决定选在新罕布什尔惠特菲尔德（Whitfield）的豪华度假饭店，在秋天举办这场会议，而且选在周末。新英格兰的秋天，还有什么比这更好的？如果天公作美，就更完美了。

大自然也真的没让人失望。

这组人就坐在订好的餐厅里，会议议程还要几个小时后。这家饭店是典型的新英格兰度假旅馆，是一幢五层楼高的木制建筑。餐厅有着高耸的玻璃窗，可以眺望有着躺椅与游泳池的大片草坪。太阳高高挂在天际，仿佛是被支撑物安排在那里似的，而池塘里则悠游着天鹅。草坪之外是一望无际的森林，里头满布着常绿树、橡树、槭树、白杨木、山毛榉与白桦木。那一天的节奏就好像周遭树木的质变一样缓慢，树叶先是泛红，接着闪着猩红，然后是灿烂的橘黄，以所有想象得到的绿色调为背景。

将会议定在秋天的新英格兰北部并善用落叶的优势，对现在的我们而言，再自然不过了，但过去并非如此。一个半世纪之前，当作家亨利·戴维·梭罗（Henry David Thoreau）在沃尔登湖畔消磨时光时，算是首位将秋天的新英格兰神奇的特质描绘出来的人。在他1862年的短篇散文《秋天的色彩》（*Autumnal Tints*）中，他写道："10月是属于色彩鲜艳的落叶的季节。其丰富的色彩闪耀全世界。"他描绘了紫色的草地、红色的枫树、猩红色的橡树、铬黄色的白杨木，还有柠檬黄的榆树。梭罗对秋天落叶季的欣赏已超出了那个时代。专做观光客生意的小木屋业者聚集在北部，享受并拍下彩虹般的色彩，这在当时还不是群体意识的一部分，这种观叶潮直到19世纪末（1875年后）才成形。

首批欧洲移民的侵入是为了耕种和放牧，所以少有赏心悦目的风景。除了这个简单的实情，色彩也的确还不构成鲜明的印象。虽然早期居民仔细地记录了他们周遭的大自然，却鲜少提及秋天落叶的色彩变化。甚至梭罗也留意到："树林在秋日里的变化，在我们自己的文献中并未构成深刻印象。10月甚至鲜少入诗。"他继续说："许多生活在城市里的人，从未曾在这个季节来到乡间，也未曾得见这个时间的花，甚至成熟的果实。我记得跟一位这样的人一同骑马，虽然比最斑斓的色彩晚了两个星期的时间，他依然惊喜，同时不敢相信会有更鲜艳的景致。他从未听闻过这样的美景。"

正当西部土地被大范围开发为丰饶的农田时，东北部未开发的土地相对增加；广袤的林地也增多。有人说，新英格兰人开始欣赏秋天森林的色彩，约莫是在印象主义画风席卷欧洲的时期。当然，汽车使得这个区域成为"观叶者"的天堂；从新英格兰南部或更远区域来的人纷纷到此，唯一的目的就是观赏落叶的变化。在现代，秋天的新英格兰已成为成熟的观光产业。

生日能够在这么可爱的地方与家人朋友共餐，伯纳德感到相当幸运。这些人决定选用饭店既定的午宴菜单——总共有五道菜：开胃菜、汤、沙拉、主菜与甜点。每道菜都可以选择，有海鲜、猪肉、蔬菜、牛肉、鸡肉以及其他选项。他们尝试了很多菜色，但主菜部分，盖耶与大多数人都选了红辣椒佐青鱼。气氛是轻松愉悦的，步调也是放松的，直到上咖啡与甜点时，盖耶的母亲转向儿子说："你全身都红了"，用餐突然中止了。

席间的妇科医生菲尔·斯塔布菲尔德还记得自己开玩笑地说："要热潮红你还太年轻呢，伯纳德。或许我们该给你开个雌激素的处方。"

一群人大笑着，然后盖耶开始觉得房间闷热并有压迫感，他决定出去。"我觉得热，"他记得，"还有点眩晕，我需要新鲜空气。我离开餐厅穿过大厅时，经过一面镜子。一点没错，我的脸红得像甜菜根！然后我出去到门廊，试着分析事情的经过。"

症状是突然发生的，他感觉到潮红、热与眩晕。他的皮肤——特别是脸部，尤其红。他检查了自己的脉搏，发现跳动加速。

盖耶最初给自己的诊断是焦虑；但这个论点有个最明显的问题：他感受不到一丁点儿的焦虑。一起用餐的都是知交或家人。他在一个美妙的地点度过欢乐的周末。盖耶完完全全的快活自在。

另一个可能是过敏反应，可能是对食物过敏，也可能是调味料或环境中的某物。

过敏反应是身体对外来蛋白质或其他物质所起的反应。特定的白血球细胞会认出外来的入侵者（称为抗原），并开始释放造成过敏反应的化学物质；其中最为人熟知的是组织胺。组织胺或过敏反应的其他中介物，可能导致皮肤起红疹，特别是像蜂窝状的疹子，或者上呼吸道及下呼吸道阻塞，造成呼吸急促。过敏反应严重时，血压甚至可能降至危险的程度，而在极少数的例子中，病人可能因为没处置好过敏反应而死亡。

几分钟后，菲尔·斯塔布菲尔德晃到门廊察看他的朋友。"菲尔和我交谈了一会儿，"盖耶回忆，"然后我注意到最奇怪的事情。我说：'菲尔，你也开始变红了！'"

"就在这时我才开始感觉到，"斯塔布菲尔德回忆，"我整个人热了起来。我头痛、站立困难，头晕得厉害。"

斯塔布菲尔德和盖耶回到斯塔布菲尔德的房间，他们的家人聚集在旁，他们躺在相邻的两张单人床上满脸通红，衣领打开，彼此交换意见。虽然他们都是医生，他们还是领会到那句古老的箴言："当医生治疗自己时，却像是个傻瓜病人。"于是咨询饭店的医生。饭店医生同意他们的看法，此刻还不需要上医院，因为他们的症状既没有继续进展，也似乎不会危及生命。与此同时，他们对造成这些奇怪症状的原因还是感到疑惑。焦虑是绝对不可能的，而两个人同时有过敏反应似乎也不太可能。如果不是这些原因，那么究竟是什么造成这些诡异的反应呢？

他们决定找威尔逊与法恩伯格夫妻，他们方才也与他们共餐。威尔逊医生是马萨诸塞州剑桥芒特奥本医院的传染病主任医师。身为传染病专科医师，她惯于诊断不寻常的疾病，并厘清各式各样的线索，哪些是有密切关联的，哪些则是无须理会的。在这个个案中，在她离开餐桌前，她就在思考诊断为何了。她非常确定，盖耶是鲭科鱼类中毒，她也同样确定，蓝鱼（bluefish）就是罪魁祸首。

鲭科鱼类中毒是一种吃了未经适当处理或冷藏的鱼类导致的急症，引发因细菌及其有毒副产品所造成的感染。有时候，它会与吃鱼造成的过敏反应相混淆，因为症状有可能重叠。这个词源于希腊文的skombros 与拉丁文的 scomber，两者指的都是一种特定的鱼，鲭鱼。对自然科学的术语来说，鲭科鱼类包括人们很喜爱的金枪鱼、鲭鱼、长鳍金枪鱼、鲣鱼与箭鱼。这些鱼类都是大型的远洋鱼类，游速很快，几个世纪以来都是人类食物的重要来源。

尽管称为鲭科鱼类中毒，但非鲭科鱼类（如蓝鱼、鲱鱼、鳀鱼、鲯鳅及沙丁鱼）也经常造成类似的症状。鲭科鱼类中毒在热带与温和的气候下均可能发生。

鱼与海鲜是相当重要且通常是安全的食物来源。然而就像来自大自然的其他产物一样，它们依然潜藏着风险。举例来说，1987 年，美国人所采购的商业捕捞的海鲜量超过 35 亿磅——平均每人每年 15磅。这个数字还不包含每人休闲娱乐时捕获的 2 磅。并非所有食物都是安全的，至少在上你的餐桌之前。

从 1980 年到 1994 年，纽约州公共卫生部记录了 339 起独立的与海鲜相关的疫情，相关人次近乎 4000 名，其中 76 人住院，4 人死亡。在此期间，海鲜中毒占所有食物相关疾病的百分之二十。贝类是最常惹祸的海鲜类别（占海鲜中毒的三分之二）。在可以指出特定原因的案例中，鲭科鱼类中毒就占了几乎一半。在这些中毒案例中，最常见的是金枪鱼，其次是蓝鱼。

鲭科鱼类中毒的症状通常在食用后几分钟到几小时内发作，持续四到六小时。患者可能会有一或多种症状：发红（特别是上半身），发痒及蜂窝状的疹子，头痛、眩晕及脉搏加快，嘴巴有灼热感，恶心、呕吐，有时候腹泻，腹部痉挛，有时还会气喘。有些病人事发后表示，可能酿祸的鱼吃起来有种辛辣的口感。极少的状况下，会出现如剧烈气喘或血压极低等危及生命的症状。之所以这些症状跟过敏反应相当雷同，那是因为它们都是（至少是一部分）起因于患者血液中极高的组织胺数值。

这表示，如果判断正确，鲭科鱼类中毒用抗组织胺类药可以很容易治疗，康复也好。

要发生鲭科鱼类中毒，必须具备三个条件。首先，鱼肉必须含有氨基酸组氨酸（amino acid histidine），这种成分在许多深色鱼肉的硬骨鱼中均有发现。其次，还要有制造组氨酸脱羧基酶（decarboxy-lase，这是种分解组氨酸的酶）的微生物。这种细菌在许多鱼类中相当常见。第三，时间与温度条件必须适合分解物质（组织胺与其他）的制造与累积，当它们被粗心的食客吞下肚后，就会引发症状。保存在室温下只要三四个小时，就可能使鱼体内的这些物质达到有毒状态。为了确认鲭科鱼类中毒的诊断，鱼必须于实验室测试组织胺与其他听起来很恶心的化学物质，如腐胺与尸胺。

威尔逊医师之所以这么快速地诊断，部分原因是鱼的微辛辣口感。用餐当时她将此归因于辣椒粉的缘故。另一个原因是多年前她也曾受害，当时她还是哈佛的传染病实习生，她在剑桥一家颇受欢迎的小餐厅吃了蓝鱼。所以一开始盖耶感到不适的时候，她就怀疑是这个原因，而当斯塔布菲尔德也出现相同症状时，更让这个诊断加倍明确。

如果威尔逊的现场诊断正确，而餐馆当天晚上的菜单没有去除这道菜，那么势必还有许多起案例会发生；餐厅座位就有几百个，正值赏叶季节，餐厅里几乎满座。因此，在斯塔布菲尔德及盖耶打电话给饭店医生时，法恩伯格致电饭店经理。"我告知我们对于蓝鱼的关切，并建议不要再供应这道菜。"他回想。经理回答，他已经帮另一位生病的午餐客人叫了救护车，并且同意停止供应这道鱼料理。"我向他再三保证，如果我们没事，不会有人死掉的——虽然他们可能会觉得自己快死了。"法恩伯格说。

在很短的时间内，威尔逊与法恩伯格也出现脸红与头痛症状。餐桌上五位吃了蓝鱼的人当中，只有盖耶的母亲没事。菜单上去除了蓝鱼，自此就没有新的案例发生了。

有些故事可能到此结束。但是星期一一大早，威尔逊致电亚特兰大的疾病控制与预防中心，寻求如何进一步评估这桩被中断爆发的疫情的建议。她与马萨诸塞州传染病学家保罗·艾肯（Paul Etkind）联系，艾肯立即展开两项冗长的调查。首先，他开始追踪鱼从零售商到餐桌的路径。其次，他分发问卷给参加医学会议的人员，他们的回应进一步确认蓝鱼就是酿祸根源。七名吃下蓝鱼的食客中五名生病了，而没吃鱼的人都没事。这样的模式只是巧合发生的概率近乎于零。

因为供应鱼的地方在新罕布什尔，艾肯于是通知他在北部的同侪乔伊斯·康乃尔（Joyce Cournoyer），后者立即派遣了一位调查员。艾肯稍后得知，鱼是从波士顿一个大批发商那里购得。一组检验员拜访了供应商，追踪了鱼从捕捞船到送往各餐厅与买家的卡车的每个步骤。他们也检查了冷冻柜的温度，还评估了冷藏车的状况。这样周密的检查，厘清了供应商没有处理不当的做法。

新罕布什尔公共卫生部的区域卫生人员约翰·赛费特（John Seiferth）也快速地加入行动。"当我星期一早晨晚些时候接到电话时，人还在北康韦（North Conway），电话中描述了饭店疑似鲭科鱼类中毒的细节。我立即开上 302 号道路朝北走，前往相关地点勘察。我才回想起来，几个月前才去做过例行检查。"

上回检查花了三个小时，检查报告中指出了卫生规定上的一些疏失。报告的结尾建议业者："让冷的食物够冷、热的食物够热。融化奶油的大水壶必须放置到 7.2℃ 以下冷藏或加热到 60℃ 以上。准备好的肉和鱼如果不烹煮必须放回冷藏库。每个冷藏库都必须有温度计。"他的报告还列出了其他问题，该饭店仅获得了百分之五十七的正面评价。

赛费特这次所要做的事是调查，而非例行公事；这时已经有位公共卫生部门护士等着他了。他们在盖耶两天前伫立的门廊会合，分析着他的症状。

每当赛费特进入一个机构时，他通常不会像王公贵族般受到迎接。"人们不乐于见到我，他们持防卫态度，但他们通常会合作。"他说，"我记得进餐厅后跟主厨交谈，我问他，星期六午餐用的蓝鱼是否还有。他告诉我，昨天都已经扔掉了，然后突然掉头就走。"

"护士跟我面面相觑。我们都觉得这样仓促的离去相当怪异。"赛费特回想。他们继续对该场地进行缜密的检查，试图追踪蓝鱼的来龙去脉。

他们所获得的信息是，餐厅9月10日从波士顿一家批发商那里采购了45公斤的蓝鱼，鱼在9月12日送到。这些鱼接着被分成四大批，每批11.3公斤重，冰存在餐厅的冷冻库。其中一批于10月1日转往大型冰箱解冻，等待次日使用。但这些鱼次日并未使用，依然放在冰箱里；第二批11.3公斤的鱼在10月4日于冷藏冰箱解冻。盖耶跟他朋友聚会上吃的鱼，就来自这两批。

两名身为厨师的员工说他们尝了点烹煮过的鱼，但没有生病。他们对于星期六有些人生病有另外一种说法。厨师认为，问题出在银制餐具上残留的肥皂上；他们坚称，这样就足以解释为何有些吃了蓝鱼的人并未发病。

赛费特在冰箱里发现了鳕鱼、波士顿幼鳕、挪威鲑鱼、绿鳕、比目鱼与巨头鲸，就是没有蓝鱼。他花了几个小时检查厨房，记录下不同的温度，并及时记下他所发现的违反卫生规定的地方，然后离去。

在出去时，他对于主厨尴尬的离去依然觉得不安，他认为鱼没有留下来很怪。出于直觉，赛费特兜到餐厅后面——一般会放置垃圾车的地方。他的第六感预测：大批尚未解冻的蓝鱼，就在其中的大型垃圾车里。

"这些鱼还处于冷冻状态很重要，有两个原因，"赛费特回想，"其一，这表示主厨并没有坦诚相告，因为温暖的天气不可能让隔夜的鱼依然保存冰冻状态。其次，因为鱼尚未腐败，我们可以据此做有意义的化学分析。"

新罕布什尔州的实验室缺乏进行必要检验的设备，这批鱼于是被送出州界——仿佛是核废料或走私药品般，转由马萨诸塞州主管机关监护，有关单位于是将其送往位于杰梅卡平原的州立实验室。蓝鱼于是在控制的条件下解冻并加以检测。鱼所含的组织胺数值在正常的状况下几近于零，而食品与药物管理局所制定的危险或必须采取行动的数值是：每 100 克的鱼含 50 毫克的组织胺。马萨诸塞州主管机关发现，从饭店带回的鱼，组织胺含量超标五倍。此外，其尸胺与腐胺检测都呈阳性。根据赛费特的说法，被检验的检体可能是 10 月 5 日供应的两批鱼当中所剩，基于某些可疑的理由，又重新被冷冻。

冷冻的鱼还含有毒素，说明了鲭科鱼类中毒的另一个重点，特别可以从修女与金枪鱼的案例中看得出来。

1979 年 8 月 27 日，新泽西海岸六位业余捕鱼人抓到二十八尾黄鳍金枪鱼，每条鱼重约 20 公斤到 45 公斤。这表示大丰收——太多了，以至于他们不知如何处置。他们在船上的冰箱也不足以存放，于是将过多的鱼放在甲板上，不时以海水浇洒。到岸后，这些人开始均分捕获的鱼。其中一位拿了自己的六尾鱼，放入自家的冰箱中，但并未加以冷冻。他的妹妹是附近天主教修道院的修女，所以他拿了自己的一部分鱼加上另一位渔夫的部分鱼，送到修道院作为礼物。运输途中也未加冷藏。

这些修女感谢渔民的慷慨，并捐赠了其中一尾给附近的修女团。

第二所修道院将这条鱼切成排状冷冻，等候稍后食用。大约一个月后，第二所修道院的修女享受了一顿烤鱼大餐。几个小时内，23位修女突然发病。她们的脸转为鲜红，还出现头痛、腹泻、头晕、恶心与呕吐的症状。其中两位年龄稍长的修女——约六十多岁，必须留院观察一晚，静脉注射点滴并处以抗组织胺治疗。

第一所修道院的修女在五个不同的场合吃下渔夫给的八条鱼。有两次，她们经历了鲭科鱼类中毒的症状，但是她们归因于烹调不当，而不是鱼肉变质。有一次，就在新泽西州卫生检查员从第二所修道院追踪到第一所修道院之前，第一所修道院的修女决定不心存侥幸：这一次，她们将鱼烹煮了足足一个小时，以消除前一次发病的原因。吃下熟鱼的几分钟内，20名修女中的12位又生病了——脸红、恶心与眩晕。当检查员检验剩下的鱼时，他们发现每100克鱼肉含有370毫克的组织胺。这个数值比新罕布什尔事件还高。

鱼在烹煮了一个小时后依然维持受污染的状态，这点相当重要。神的旨意没有办法介入，只要鱼腐败了，没有任何办法可以使它变得没毒：冷冻、烹煮、烟熏或装罐都不行。事实上，有一回鲭科鱼类中毒可以追溯至罐装金枪鱼商品。假如组织胺已形成，即使在烹煮后真空包装，也无法防止疾病。盐渍可能有点帮助，但有些细菌抗盐，还是可能形成组织胺。杀死细菌的防腐剂可以降低这种问题，但无法完全避免。

鱼究竟需要如何处理？回忆一下，许多鱼肉均含有高单位的组氨酸，但并不含有自由组织胺（free histamine）。通常存在于鱼表层与内脏的细菌中的酶，会促进将组氨酸变成组织胺的反应。这样的化学反应，只会发生在捕捞后储存于过高的温度下。举例来说，实验显示蓝鱼若以冷冻温度存放，可以保存接近三周的时间，形成非常少量的组织胺。但是，同样的鱼如果以10℃存放，不出五天，高单位的组织胺就会产生。

新泽西金枪鱼被放置在甲板时只是冷藏，没有冷冻，就被运送到第一所修道院，这个时间让化学反应得以产生。虽然商用捕捞船有严格的规定，但业余渔夫却没有这样的规定，而全美超过百分之二十的食用鱼均是由这些业余渔夫捕捞。这些渔夫使用的船只，并没有足够的冷藏功能足以妥善保存这些鱼。

鲭科鱼类如果快速冷冻（在六小时内降低其体内温度到 -1.1℃），其保质期有十四天。但是如果以5℃存放，保质期减半。要记得时间与温度的计算，均包含鱼在船上的时间，而完整的鱼比在船上剖开切片，要花更长的时间冷冻。即使只是取出内脏而不切片，都可以缩短冷冻的时间，因为取出内脏会减少造成腐败过程的细菌。重点是快速冷冻鱼类到达所需的温度，并以该温度保存。如经快速冷冻，鱼将可无限期地保存。

但是为什么要费心确认是鲭科鱼类中毒呢？毕竟，它又要不了人命，即使没有治疗，症状也可能逐渐缓解。

第一个原因是：某些个案会非常严重，脉搏加快对于老年或有心脏病的患者是非常危险的。其次，有些病人可能发展成严重的支气管收缩，非常低的血压，还有极罕见的——心脏衰竭。有位英国女性在伊普斯威奇（Ipswich）的餐厅吃了蓝鱼后昏倒。在急诊室量到60／40的血压，血压低得危险。刚开始她并没有接受静脉注射，直到一名机警的医生注意到她脖子与胸膛变色，他才进行抗组织胺的静脉注射。经过抗组织胺治疗后，疹子开始散去，血压也开始回升。

另一个是由法国医生通报的案例：一名健康的36岁女性吃了现煮的金枪鱼后二十分钟，就到巴黎的急诊室就诊。她全身起疹子、头痛、脉搏加快、呼吸急促。几小时后，尽管经过治疗，她的状况恶化，出现了心脏衰竭。她的血压降到极低。住进重病看护病房三周，以呼吸器维持肺部功能，还有人造心脏支持心脏功能。她总算痊愈了，差一点进了鬼门关。

第二个有必要确诊的原因，纯属公共卫生议题。将可疑的鱼类丢弃，可能避免新的案例发生，就像新罕布什尔州事件。借此改正造成疫情的不当存放措施，也可以避免未来疫情的发生。正确诊断的另一个好处是，受影响的病人不会被误认为对鱼类过敏。鲭科鱼类中毒跟过敏反应比起来，相对不常见，即使对某些医生来说，都不算熟悉。

如果被误认为对鱼类过敏，一定无法确定对何种鱼类过敏。许多可能造成鲭科鱼类中毒的鱼类都非常普遍，也是蛋白质与 Ω-3 脂肪酸的营养来源。避免食用这些鱼是完全没必要的。误诊为鱼类过敏，表示这一生都要牺牲掉这些非常健康甚至美味的食物。

除此之外，在医院治疗的病人可以避免昂贵又有风险的介入治疗。如果医生错将鲭科鱼类中毒误认为过敏反应，很可能会打肾上腺素。这种药物对严重过敏的人或许相当适合，却完全没办法治疗鲭科鱼类中毒。老人或有心脏病的患者接受了肾上腺素注射后，可能会有严重的副作用（包含心脏病发）。最后，症状持续的时间会在及时给予抗组织胺治疗后缩短。

新罕布什尔州事件最后一个谜团是，为什么伯纳德的母亲没有发病？她也吃了蓝鱼。有几种可能的解释。首先，服用对环境过敏或抗溃疡的抗组织胺类药物的患者，很可能因这些药物阻挡了毒素的不良作用。但是盖耶跟他的母亲都不记得她服用过这些药。

其次，被污染的鱼的每个部位所含的组织胺数值并不相同。鱼身相距仅一英寸，含量相差却可能高达四倍，而靠近内脏的含量最高。这也是 20 名修女中仅 12 位中毒的推断原因。但盖耶夫人的好运最可能的解释是，当日供应午餐的鱼是取自两批解冻的蓝鱼，一批解冻了四天，另一批只有一天——第二批所累积的毒素较低。幸运的是，夫人所吃的部分很可能来自于第二批。

## 故事十一
# 过热的蜜月


　　琳达·科尔塞蒂（Linda Corsetti）是缅因州不伦瑞克（Brunswick）鲍登学院（Bowdoin College）的学生，正准备到海外念一个学期。她有太多事要忙，因此延迟了预计要做的抽血检查，直到出发前往罗马前的一周。毕竟，她健康得不得了。

　　"我不觉得会有什么问题，"她回想，"我到了实验室，做了抽血检查。第二天他们打电话给我说有问题，可能是记录出了状况，为了保险起见，要我回去复查。"

　　她重新抽血，但结果还是一样：白血球细胞数偏低，淋巴细胞比高得离谱。学校里的医生并不明白这结果的重要性为何：事实上，没人知道。但对琳达来说，异常的血球计数只代表一件事，"因为他们通知我要休养，所以我不能去意大利。我快急疯了！"科尔塞蒂回忆，那时是 1984 年 1 月。

　　造成白血球数量少的原因可能微不足道，也可能是致命的威胁，两个常见原因是药物副作用与感染。许多药物均可能造成白血球数偏低，因为其或是抑止骨髓制造这些细胞，或是促进免疫系统吞噬掉这些细胞。但是琳达根本没吃什么药。感染也可能造成白血球偏低。有时候这种感染只是小事，如由一般病毒造成的滤过性病毒感染。更不祥的感染也可能降低白血球数，如疟疾或危及生命的细菌性败血症。

但是，琳达完全没有任何感染迹象。

并没有任何证据显示出有遗传性原因或脾脏过大，这有时候也可能会吞噬掉白血球。维生素缺乏也可能造成这种情况，但琳达的饮食好得很。自体免疫疾病，如红斑性狼疮或风湿性关节炎，都可能降低白血球数，但这一点也不吻合一个从没症状的年轻健康的大学生。在所有可能性中最严重的疾病，是渗透到骨髓（身体制造血球细胞的处所）之中的疾病。最严重的就属癌症和白血病了。

琳达的白血球细胞还有一个异常是，特定白血球细胞——淋巴细胞偏高。造成淋巴细胞增加的普遍原因中，白血病也在列，除此还有各式各样的感染，如单核白血球增多症、梅毒与结核病。

没有明显的病因，加上白血病在两种情况下都是可能原因，科尔塞蒂的父亲即刻为女儿在故乡罗德岛普罗维登斯（Providence）与血液病理医师约诊。科尔塞蒂 1984 年 1 月上旬跟医师碰面时，她的同学正在罗马适应环境。医师问了诊，明白他的新病人健康状况良好。为了排除最严重的诊断，他决定直接检查科尔塞蒂的骨髓。

在局部麻醉后，一支中空针筒插入她靠近背部狭小处的坐骨，随即少量骨髓被吸入注射器，并置于显微镜下检查。

几天后，结果出来了：科尔塞蒂的骨髓正常，血液科医生排除了白血病的可能。但还是有疑问。到底是什么造成白血球数量偏低？根据血液科医生所做检查，排除了严重的感染与恶性肿瘤，最可能的原因只剩病毒在作怪。医生认为，科尔塞蒂到罗马追上同学们的进度应该是安全无虞。"医生告诉我，因为白血球数量低，我很容易受到感染，而他说得一点没错。"她回想，"我到罗马第一周就罹患严重的病毒感染，必须在宿舍的医务室待上好几天。我病得很严重，甚至想打道回府，但我不想惊动任何人。而且这样一来，不仅会耽误在意大利的学期，也会错失在鲍登学院的学期，还要延期毕业。"

她于是放弃了这样的想法。科尔塞蒂在医务室恢复了健康，继续享受在罗马美妙的学生生活。

　　她于 1984 年 6 月回到家，完成了鲍登学院四年级的学业，并于 1985 年春天毕业。回想起来，她说她有时有些急躁易怒。她比往常更容易哭，食量很大。当时的男友约翰·康乃维尔（John Carnivale）——现在成了她的另一半，是鲍登的足球选手，体重 97.5 公斤。"琳达的食量跟我有得拼，而我是个大食客，"他说，"餐后她还是觉得饿。"但是她完全没有发胖。

　　毕业后，科尔塞蒂在波士顿的"全派克之家"（Omni Parker House）担任前台工作。"我工作时简直是疯狂，"她说，"有时候我得工作到十一点，然后早上七点又要倒班。我的食量还是很大，但是我开始变瘦。我一点耐心也没有；我一定很难共事。而且我无法面对客户或处理投诉。我每隔一天就嚷着要辞职。"

　　1986 年 1 月一个非常寒冷的日子，科尔塞蒂、康乃维尔和家人去看一场舞台剧演出。尽管温度极低，科尔塞蒂只穿了件毛衣。"我记得父亲对我吼：'你没有照顾好自己，连衣服都没穿暖！'但是我觉得很舒适啊。"科尔塞蒂回想。

　　这出剧是由哈佛医学院二年级的学生担纲演出，而她的弟弟约翰是这个班级的其中一员。就在这个月，他修了罗恩·阿尔基（Ron Arky）博士的内分泌学，阿尔基博士是查尔斯·戴维森医学院的客座教授暨剑桥芒特奥本医院之医学部主任。当教授解释内分泌系统各项状况时，约翰听起来非常熟悉；他姐姐的症状与教案相当吻合。他回想："她有一天剪我头发时，我第一次吓到。医学院第二年我修内分泌学。我的公寓非常冷，而琳达还喊热！她脱下长袖运动衫，还抱怨公寓太热。第二天我向阿尔基教授请教。"

　　阿尔基记得："有一天上完课，约翰跑来找我，希望我以医生的身份看看他姐姐。我在 2 月份的一个下午见到她，毫无疑问，她是典型的甲状腺机能亢进。"

甲状腺位于喉结下方横跨气管处，这是个无管腺体，负责制造荷尔蒙甲状腺素，并直接进入血管。甲状腺（thyroid）这个词源于希腊文 threos，是盾状的意思。莱奥纳尔多·达芬奇（Leonardo da Vinci）于 1511 年首度以草图确认这个腺体。 素材来自于圣塔·玛丽亚·诺瓦医院（Santa Maria Nuova）的解剖研究，此医院至今依然屹立，距佛罗伦萨的大教堂（Duomo）不远。

甲状腺控制全身的新陈代谢率。一般来说，流经全身的荷尔蒙在每 100 立方厘米的血液中约 5—11 毫克。这么微小范围的量，由下丘脑与脑下垂体（这是大脑深处的身体主控器）控制的复杂的馈回路所维系。这是个微妙的平衡。甲状腺素过多——称为甲状腺毒症或甲状腺机能亢进，会加速新陈代谢；太少则减缓新陈代谢。腺体的良性或恶性肿瘤，如果分泌荷尔蒙（许多是不分泌的），可能导致甲状腺机能亢进。有时候，结节或发炎也会造成相同的状况，还有我们现在称为"格雷夫斯症"（Graves' disease）的一种疾病。

1835 年，爱尔兰医生罗伯特·格雷夫斯（Robert J. Graves）记述了四位罹患现以其名命名的疾病的患者。格雷夫斯 1796 年出生于都柏林，大学时攻读古典文学与科学，并于 23 岁在都柏林的三一学院（Trinity College）获得医学学位。他于 1818 年毕业，是班上的第一名，并获得三位一体金牌奖。像当时的许多医生一样，格雷夫斯周游欧洲，跟随法国、德国与奥地利的大师学习。他受到德国临床教学方式莫大的影响。医学之外，他也过着精彩非凡的生活。

他的德文学得极好，曾经因为忘了带护照，在奥地利一度被认为是德国间谍而遭逮捕。他被拘留了十四天，因为主管机关不愿相信，竟然有爱尔兰人德文讲得如此流利。他在罗马与佛罗伦萨跟一位长者朋友旅行作画一段时间。几个月后，他才知道一起画画的伙伴是英国浪漫风景画家透纳（J. M. W. Turner）。

他于 1821 年回到都柏林，开始了非常成功的自行执业生涯，同时在大学执教。他的课一大清早就开始，甚至还需要烛光照明。他从德国带回了类似医患关系的教学技巧。多达一百名的学生会挤入他下午的课程，而他授课的方式略带戏剧性。他也是首位以英文而非拉丁文授课的医生。对于培训医生，格雷夫斯说："医生的职业是熟悉疾病及其疗法。不是化学、解剖学、药学或生理学，而是疾病。"站稳该地区医学教授首席地位的另一原因是，格雷夫斯坚持学生要参加病人的尸体解剖，以明白他们死前的症状与征兆。

虽然格雷夫斯以其对甲状腺机能亢进的描述著称，但讲述的课程内容含括全领域——包括心脏学、胸腔疾病、神经学、梅毒、伤寒与其他当时的流行病。对于甲亢的描述，在他之前也已有其他人提出过。12 世纪一位波斯籍医生沙耶·阿尔杰朗尼（Sayyid Al-Jurjani）提出：甲状腺肿大与突眼症的关联。甲状腺肿大一词源于拉丁文 guttur，代表喉咙之意。已知的第一笔甲状腺肿大的记录（但没有跟突眼症联系起来），来自公元 685 年的中国医生崔知悌。当肿大的甲状腺分泌甲状腺素进入血管，就产生甲状腺机能亢进，突眼症是甲亢的其中一个症状。

第二位记录甲状腺机能亢进的是声誉卓著的英国医生凯莱布·希利尔·帕里（Caleb Hillier Parry）。1786 年，他记录了五位患有突眼甲状腺肿大、心悸与焦虑的个案。他描述这些患者："眼睛自眼窝突出，脸上尽是不安与苦恼，心跳是那般剧烈，以至于每次心脏收缩都造成整个胸腔震动。"但他的报告直到去世多年后才发表。1800 年，意大利医生朱塞佩·弗拉亚尼（Giuseppe Flajani）也提出罹患相同疾病的案例。公正地说，这三位都在格雷夫斯之前。

然而格雷夫斯在图解了三位患者的个案后，才让他的名字跟这种失调症联上关系。他写道：

> 我最近看到三个女性严重且长期心悸的案例，她们的状况都是：甲状腺肿大；每位患者的腺体大小会有些许的改变，但都比正常的还大。当心悸严重时，腺体会肿大膨胀，连外观都看得出来……不得不引起病人自身与朋友的注意。
>
> 但我这里所说的甲状腺扩大，似乎并不像甲状腺肿大，因为大小不到后者病症所观察到的那般大……女性子宫功能与青春期观察到的甲状腺发展之间的关联，相当值得注意，特别是我们发现歇斯底里与紧张的女性经常发生心悸，两者有密切关系。

格雷夫斯的前三位患者（第四位在稍后补充上去）都明显地突眼，新陈代谢加速，脖子前面奇怪地肿大。在某些地区，饮食中缺乏碘，就可能产生地域性的甲状腺肿大症。这些人因为缺乏碘（制造甲状腺素所必需），所以腺体会扩大——有时非常粗大，以试图弥补这样的缺乏。这称为地域性甲状腺肿大。这些病人并不患有甲亢。她们的症状是气管上的甲状腺受到压迫造成的，并没有格雷夫斯描述的甲亢的所有症状。在格雷夫斯症中，甲状腺肿大的程度比地域性甲状腺肿大要小。而格雷夫斯的这些患者全是女性。虽然对于子宫与甲状腺做了不合时宜且不正确的联系，但他却正确地观察到，这种疾病在女性当中较男性普遍。

格雷夫斯并不知道他的患者的病因；他以为是心脏问题。如今我们知道，格雷夫斯症是自体免疫的问题，甲状腺被抗体刺激引发过度活跃。就像有名的电视剧《我爱露西》（*I Love Lucy*）中生产线制造糖果的情节，甲状腺制造了过多的甲状腺素，以至于身体无法处理。

患有格雷夫斯症的病人症状很多：不耐热及冒汗、心悸、紧张、失眠、焦躁不安、颤抖、肌肉虚弱、食欲很好却消瘦、腹泻、甲状腺肿大与典型的眼球突出。除了血液中甲状腺素含量高，有些病人的白血球数偏低，淋巴细胞百分比高。这在格雷夫斯症最初的发现中相当不寻常，但这的确解释了琳达·科尔塞蒂血液检查的异常。

"琳达有许多症状，"阿尔基回想，"她在上大学时已经知道甲状腺肿大这种疾病。我送出血液检查时，就非常确定她得了格雷夫斯症。"科尔塞蒂第一次跟阿尔基医生约诊是在 1986 年 2 月 19 日。两天后，血液检查出炉。她的白血球数依然偏低，淋巴细胞比偏高，甲状腺素数值升高到 18 毫克。阿尔基开给科尔塞蒂丙硫氧嘧啶（propylthiouracil），也就是一般所知的 PTU。PTU 能降低甲状腺制造荷尔蒙的能力，但它也是一种会造成白血球数下降的药物，因此阿尔基必须谨慎地监控琳达的血液检查。

她的症状开始缓解，虽然 PTU 没有影响她的白血球数，她倒是清楚其他问题的发生了。开始服用 PTU 几周到几个月后，她的情况好多了，许多原始的问题都改善了。"但我开始出现其他症状，"她回忆，"我的头发开始一把一把地掉。有一天我去划船，整艘船都是我的头发。更夸张的是，我的眼睛开始显得不对称，我担心会永远如此。"

虽然她的突眼症明显地改善了，但两边改善的速度不一：左边比右边明显突出。回想起来，眼睛的问题已经存在一段时间，但因为演变得很慢，所以她没有注意到。从 1986 年春天、夏天到秋天，她的甲亢症状已经改善，体重也恢复正常，血液检查显示甲状腺功能正常。尽管突眼症状改善得很慢，但她感觉很健康。圣诞节那天，约翰向她求婚，他们就订婚了。

依照惯例，阿尔基让科尔塞蒂服用 PTU 后一年就让她停药了。患格雷夫斯症的患者中有三成在停药后，症状也会完全缓解。但琳达的情况不同。婚后一个月也就是 5 月，她的甲亢复发，6 月份，阿尔基为她重新做了血液检查，测量甲状腺素，这一次高到 24 毫克。他又开了 PTU 的处方。

琳达还有其他要担心的事。压力一波接一波；先是规划婚礼与蜜月、找房子、买新车，来回波士顿与普罗维登斯两地。其次，她不想当个两眼不对称的新娘。

然而更大的困扰是服装。

"我瘦掉的 15 磅体重又长回来了，"她记得，"或者是 20 多磅吧！订婚之后，我开始减肥。从圣诞节到 5 月，我甩掉了 45 磅。我买了件非常合身的衣服，他们必须每几周就修改。我知道，如果我继续服用 PTU，我的体重又会回来，礼服就穿不上了。"

虽然不去治疗甲亢让她瘦身、穿得上礼服，却产生了另外的问题。她的丈夫记得："越靠近婚礼越是疯狂，简直是地狱。我们大吵一架，差点取消婚礼。然后我们到百慕大度蜜月。当时天气很热，琳达根本受不了。我们的饭店格罗托湾（Grotto Bay）每天中午到下午一点开放洞穴游泳。水温大约 12.7℃，没有人下水——除了琳达。她每天都下水。有一次我跳进去，差点犯了心脏病。"

科尔塞蒂记得："不用说，我的订婚与蜜月都过得非常紧张。我一点耐性也没有。百慕大非常热，大约 32.2℃，我觉得自己都快不能呼吸了。我无时无刻不觉得热。唯一清凉的是冰凉的天然泳池。我一天会下水一两次。每个人都说：'天啊！有个女孩在冰水里游泳！你相信吗？'"

甲亢可能产生各式各样的心理症状，从焦躁不安到精神疾病。而患有甲亢的病人，很可能做出奇怪的事。阿尔基说："我曾经看过夫妻因为甲亢而分飞。病人会打开屋里所有的窗户，而另一半可能要冻僵了。"

"我碰过的最诡异的病人是我的前任秘书，她患有典型的格雷夫斯症；她既有甲状腺肿大，又有突眼症。因为她属于一个叫做耶和华见证人的教派，所以拒绝抽血。在她情况恶化时，我们可以很轻易地处理，只要调整办公室的温度设定，就可以让她改善。还有，当她发病时，她可以一天吃下 8000 卡路里的食物都不会发胖。她同时是有史以来速度最快的打字员。周末她还会在眺望台叫卖。她会从朗伍德大道

(Longwood Avenue）与亨廷顿街（Huntington Street）交叉口一路走到 9 号公路，再走到 128 号公路，大约十英里路，然后再回来。这一点也没有困扰她。"

"虽然她患有甲状腺亢进，却没有什么大问题。只是精力无穷无尽，让她无法应付。她为我工作了三年，最后她同意让我们抽血。她的甲状腺素是 24 毫克，但是她不接受任何治疗。后来她到别处工作，我就与她失去联系了。她是个能干的人——但是只有在她发病时。"

当琳达·科尔塞蒂·康乃维尔从百慕大回到波士顿后，她又开始服用 PTU，可以预期的是，她的症状获得舒缓。现在很明白的是，她必须接受格雷夫斯症的治疗。有两种历史悠久的疗法：放射性碘治疗与手术。阿尔基跟患者及患者的丈夫讨论这两种选项。年纪稍长的患者通常会选择放射性碘治疗；像前第一夫人芭芭拉·布什（Barbara Bush）就选择这种治疗。也有年轻女性选择这个疗法，但是正值生育年龄的女性则通常倾向手术治疗。手术，也就是所谓的甲状腺切除术。该手术难度很大，除了可能感染、严重出血及伤到邻近的甲状旁腺或不慎伤到声带神经，还可能造成永久的声音沙哑。

接着发生的事情，给这个问题带来了决定性的影响：琳达怀孕了。妊娠晚期使用 PTU 非常危险，因为药物可能穿透胎盘，造成婴儿甲状腺机能低下，而放射性碘治疗现在也不可为了。所以在她怀孕的第二个三个月的早期，就排定了甲状腺切除手术。

甲状腺切除术的演进是医学史上颇为精彩的篇章，其先驱更是手术史上的巨擘——如西奥多·比尔罗特（Theodor Billroth）、西奥多·科克（Theodor Kocher）、查尔斯·梅奥（Charles Mayo）及威廉·霍尔斯特德（William Halsted）。19 世纪后半期及 20 世纪前半期，外科医生除了要面对全身麻醉及术后感染这样的一般性问题，还要面对其他跟甲状腺切除术有关的特定问题。

公元 952 年，摩尔人哈拉夫·阿巴斯（Khalaf Egn Abbas）医师据说成功施行了切除甲状腺的手术。显然他是用鸦片作为镇静剂，并用烙铁止血。1791 年，法国外科医生皮埃尔·约瑟夫（Pierre Joseph）为一名 28 岁女性切除甲状腺。她痊愈了。尽管有这些零星的成功手术，大多数的外科医生仍避之唯恐不及。1846 年，英国一位大无畏且技术纯熟的医生罗伯特·利斯顿（Robert Liston）说："你无法在安全的状况下活体切除甲状腺，因为有可能因大量失血而死，所以这种手术完全不被考虑。"

甲状腺是布满血管的腺体，每个方向都有主动脉，手术中的出血是个大问题。二十年后，费城外科医生塞缪尔·格罗斯（Samuel Gross）将这样的考虑总结如下："肿大的甲状腺可以切除吗？万一外科医生有勇无谋地径自切除……每下一刀都可能引发大量出血，如果病人撑得过医生执行这项可怕手术的时间，那么就算幸运的了。所以根本没有正直明智的医生会进行这项手术。"

在其针对甲状腺手术的论述中，时任新成立的约翰·霍普金斯医院外科主任的威廉·霍尔斯特德写道：1850 年之前，甲状腺切除术的死亡率是四成，但到了 19 世纪后半叶，医生们逐渐克服麻醉、消毒杀菌技术与感染的问题。欧洲的外科医生开始使用小金属钳做术中止血，让麻醉病人能够在无出血状态下进行手术，就能避免病人死于术后感染，如此一来，手术进入到更精细的阶段。

1860 年，31 岁的西奥多·比尔罗特成为维也纳外科手术的领军人物。先前他在苏黎世服务。这是饮食缺碘造成的地域性甲状腺肿大所在的区域之一，这些地区含括法国东南部、意大利北部及瑞士部分地区。这使得这个地区患甲状腺肿大的病人相当多（此非甲状腺毒症）。这也是比尔罗特开始在这个领域钻研的地区。在他前 36 例手术中（没有施行消毒杀菌技术），有 16 例死亡。这惊人的百分之三十六的死亡率让他放弃了手术，直到 19 世纪 70 年代晚期。那时，运用已成为标准程序的消毒杀菌技术，1877 年到 1881 年他所做的 48 例甲状腺切除术中，死亡率仅约百分之八。

西奥多·科克是比尔罗特的学生，他是瑞士伯尔尼的外科教授，他将甲状腺手术提升到更高的一个层次。因为伯尔尼是地域性甲状腺肿大的区域，科克很快便累积了这个领域的经验。他在伯尔尼头十年的任期里，共执行了 101 例甲状腺切除术，仅 13 例死亡。科克因此声誉卓著，1909 年以"他在甲状腺生理学、病理学与手术上的成就"获得诺贝尔医学奖，他也是第一位受到如此殊荣的外科医生。

1917 年，在他死前几周，他报告了这一生有关良性甲状腺肿大的经验，在将近 5000 例病例中，死亡率低于百分之一。死亡率大幅降低的原因跟手术程序的改善有关，包括麻醉、止血钳、消毒杀菌技术等，此外也是经验累积的结果。

如同格雷夫斯一样，霍尔斯特德于 1878 年到欧洲进行医学朝圣。他花了两年时间在欧洲手术中心跟随科克与比尔罗特实习。他将习得的技术带回美国，并成为甲状腺手术界的权威。

然而死亡率只是衡量手术成功与否的一个指标，其他并发症也必须考虑进去。在甲状腺手术中，有几项重要的并发症。其一是导致患者甲状腺机能低下——也就是甲状腺素过少。科克是第一位认识到这个问题的。1874 年 1 月 8 日，科克为一名叫玛丽·李奇梭（Marie Richsel）的 11 岁女孩施行全甲状腺切除术。科克稍后表示，转诊的医生跟他联络，指出："女孩变得又矮又迟钝。这对我来说很重要，所以我尽力地检查那女孩，但是并不容易，因为那位医生在提出报告后就死了。我们对此非常关切，因为我们在日内瓦的同事勒韦丹（Reverdin）通知我们，有两位患者在切除甲状腺后出现智能减弱的现象。我对于患者吓人的外表非常吃惊……她的样貌非常丑陋，甚至看起来有些白痴。一旦确定了这点，我立即要求所有甲状腺患者复诊检查。"

在 34 位患者中，科克只找到了 18 位，在这 18 位中，有 16 位出现甲状腺机能低下的症状。科克于是改变手术标准流程，留下一些甲状腺组织以避免这样的并发症。这是在使用甲状腺萃取物治疗这种可能的并发症之前的做法。

此外，还有其他的潜在危险。有些患者在切除甲状腺后会出现手足抽搐的症状。手足抽搐（Tetany）一词，源于希腊文 tetanus，表示痛苦的挛缩，部分患者会在切除甲状腺后出现。有时，症状是暂时的，有时是永久的。出现手足抽搐的患者会有痛苦的肌肉痉挛——特别是手脚，痉挛性的反射动作，奇怪的身体感觉。在几个案例中，会造成喉头的痉挛。经过一段时间，医生才知道这是因为不慎切除了微小的甲状旁腺。四个甲状旁腺大小约西瓜子那么大，位于甲状腺后方，负责钙质的新陈代谢。这种并发症的出现，关键就在于外科医生的技术纯熟与否。

最后，喉返神经的位置非常接近甲状腺。如果外科医生于术中不慎切除喉返神经，就可能造成永久的沙哑。同样的，一旦厘清了这些结构上的细节问题，医生就可以技巧性地避免这一点。

到了 1900 年，欧洲在甲状腺手术方面领先美国的程度，可以用光年来计算。霍尔斯特德发现，截至 1883 年，美国的手术案例仅 45例；与此同时，比尔罗特个人就已经施行了 125 例手术。欧洲所使用的金属钳在美国几乎不存在，直至稍晚才被采用。霍尔斯特德写道："1880 年，纽约仅非常少数的医院拥有至多六个动脉止血钳。我还清晰地记得，1879 年在比尔罗特诊所由米库利奇（Mikulicz）所操刀的手术。我们是刚到奥地利的美国人，看到他执行切开术时，脖子上的伤口挂了将近一打的钳子，觉得非常有趣，我们很想嘲笑如此不精练又不文明的做法。慢慢我们才了解，在美国的我们，在这门技术以及手术科学上都算是新手。动脉钳的价值不能被低估。要不是有止血钳，就不可能促成那些方法与产生这样的结果。这使得执行手术的人得以冷静从事，伤口干燥、组织不被血液污染，让手术者得以不受干扰地进行好几个小时手术，也不觉疲倦。"

不过，美国人很快就追上来了。霍尔斯特德在霍普金斯医院的前十年只做了6例手术，在接下来的十年则做了90例（死亡率约百分之二），到了1914年，光是格雷夫斯症就执行了超过500例的甲状腺切除术。另外像查尔斯·梅奥、乔治·克赖尔（George Crile）与弗兰克·莱希（Frank Lahey）也都紧追在后。到1953年莱希死的时候，他个人就已施行了近一万例甲状腺切除术。

大多数的美国医生仅有少许的经验。如今，建议患者施行的甲状腺切除术，必须由每年至少有50例手术经验的医生进行——这个数字十倍于一般美国医生所施行的手术。琳达是个情况复杂的患者，她的恐惧也不无道理。首先，她怀孕了。具有讽刺意味的是，琳达的母亲也曾在怀其中一胎时因格雷夫斯症进行了甲状腺切除术。阿尔基于是请了一位很有经验的颈部外科医生诊治，并在1988年10月10日施行了这项手术。

"琳达害怕得有点歇斯底里，"她的丈夫回想，"而我的健康状况也不太好。手术那天早晨，我在四点半抵达医院，他们在六点推她进手术室之前，我可以跟她在一起。我们知道，对小孩跟琳达来说都有危险。"手术非常成功，六个月后，康乃维尔夫妇添了个小男孩。

手术之后，琳达身体很健康。她的丈夫特别注意到她对儿子的耐心，而且心里想着，如果甲状腺机能亢进没有被诊断出来并且加以治疗，事情将会迥然不同。"去年夏天我们回到格罗托湾，"他说，"天气跟当初度蜜月时一样。琳达无法置信水怎么那么冷。当然，温度跟之前一样，但这一次，她一点儿也受不了。"

# 故事十二
# 燕麦有罪？

1988 年 12 月 13 日上午十点左右，来自康涅狄格州韦斯顿 (Weston) 的亨利·薛可特 (Henry Schachte) 觉得很不对劲儿。当时开始腹痛如绞，"我觉得自己的胃胀满了空气"。这位 76 岁的广告公司退休高层主管回忆。这天下来，腹痛加剧，到了晚上九点，薛可特知道必须寻求协助了。他换下睡袍，自行开车前往诺沃克医院 (Norwalk Hospital)。

他在急诊室由爱德华·特雷西 (Edward Tracey) 医生检查，八年前他曾经为薛可特动过大肠憩室炎手术，切除部分结肠。他有轻微的高血压，并在服药中。他在 1980 年动过膝盖手术，还有一些不太严重的前列腺问题。丧偶三年以来，薛可特独居并且自行烹煮。他非常注重饮食，最近还增加纤维的摄取以降低胆固醇。整体来说，以他的年纪，健康状况算是良好的。

在急诊室里，特雷西医生对看到的状况感到不乐观。薛可特感到腹痛，血压也因此升高。更重要的是，他的腹部膨胀，一触即痛。当医生一压，腹壁肌肉不自觉地绷紧，这通常是腹部有严重问题的前兆。

在电脑断层扫描尚未普及之前，特雷西医生订购了一系列的腹部 X 光机。这些片子显示患者的小肠弯曲处肿大，这确认了医生最初的诊断印象：薛可特的小肠梗阻。

人类的肠子是长而中空的管子，始于胃，结束于肛门。它包含两个主要的部分：小肠与大肠。在胃中，各式胃酸与酶以及某些机械性的动作，开始对咽下的食物进行第一步的消化工作。一旦食物进入肠子的前端（称为十二指肠），主要的任务就是将食物分解成更小的分子，然后完成消化过程：吸收有用的营养，排除无用的残渣。小肠的三个部分为十二指肠、空肠和回肠。回肠衔接大肠或结肠，衔接点即是盲肠的位置。小肠的得名不是因为其长度较短（它比大肠还长），而是因为其直径较小。

虽然大多数的营养（蛋白质、脂肪与碳水化合物）都在小肠吸收，但其内容物自始至终都是液状。到了大肠，水分会被吸收，废弃物——也就是粪便，才成为固态。

由于口径窄，小肠相对容易阻塞，这也是送进手术室开刀的常见原因。如果患者小肠阻塞，靠近阻塞处的部位会肿大。当肿胀的情况加剧，血流就会减少，如果阻塞情形没有改善，小肠的这个部位就会坏死。这将导致腹腔（或医生所说的腹膜腔）穿孔及发炎。腹膜发炎或感染称为腹膜炎，这种发炎会导致血液自血管流出，并累积在腹膜腔，进而造成血压降低。如果检查不出或未加以治疗，肠梗阻就可能导致死亡。

诊断出肠梗阻是首要步骤。其次，找到原因也很重要。虽然原因可能有许多，但大多是一两个问题——因之前手术造成的疝气或粘连。有时候，肠子一部分的疝气会形成纠结，阻碍了肠道物质的流通。粘连则是腹膜腔内炎症或创伤造成的，它也可能造成肠子的回路扭曲或纠结，导致肠梗阻。五十年前，疝气是肠梗阻最常见的原因，但接下来的几十年中，粘连多过了疝气成为常因。大多数的腹部粘连，是前一次腹部手术所致。有时粘连造成的肠梗阻可能自行修复，但通常都会需要手术。

在患者接受麻醉睡去后，外科医生会在腹部做切口，然后"疏通"肠道，这表示医生会检查从十二指肠到肛门的肠道，找出症结所在。通常在梗阻处会有明显的变化，医生会切开或解除粘连，或减少内部的疝气，等肠子恢复正常的状态，医生就会缝合切口。如果一切顺利，这会是个快速的常规手术。

"我记得我告诉薛可特，手术室从进到出，约莫一个小时。"特雷西说，"我本应该知道得更清楚的。我们打开腹腔，简直是一团糟。因之前手术造成的粘连情况相当严重。"

他的口述报告记录了以下细节：

> 进入腹膜后，［我们发现］肠子完全粘连，从网膜（腹部内的脂肪组织）到上面的腹膜，从膈肌到骨盆。最近与最末端的回肠口径正常。经过详细的检查，小肠因一节黏着不动而硬是分割成两半。
>
> 经过大约三个小时，肠子总算被清理干净，没有一处看起来像是梗阻。小肠的中段被一团黏稠的东西塞住，这很可能就是惹麻烦的原因。这是未消化的蔬菜类物质。

特雷西医生回想："我们切开可疑的部位。就在这时，牙膏状的东西跑了出来，完全阻塞了小肠。光是这些东西就装了一小桶。"特雷西清除了近两英尺长的黏状结石，还有未凝结的软结石。他把东西送交病理学家分析，但他非常确定问题所在——是肠胃结石在作祟。

结石，指的是在动物（通常是反刍动物）消化道内发现的食物团块。反刍动物包括牛、山羊、绵羊、鹿与羚羊——这些动物都有特别的四憩室的胃，为的是分两个步骤消化食物。首先，它们吃下食物。食物在前两个憩室等候；最后，这些动物反刍这些半消化的食物；也就是咀嚼这些反刍食物。这个程序称为反刍（ruminating，这个单词其实就是花很长时间的意思）。有时候，半消化的食物就在动物的胃里形成，这些东西就成了结石，有的时候成为跟石头一样硬的固态团块。

如今虽然听起来很不可思议，但结石被人类视为有价值的东西已经有三千年之久了。最早的结石被认为来自波斯西边山上的山羊。结石（bezoar）一词，可能源于两个古波斯字 pâd（意为保护者）与 zahr（毒药）。合起来的 pâdzahr 很可能是阿拉伯文 badzehr 与土耳其文 panzehir 的字根。这些字都代表相同的意思——免受毒药伤害的保护者，或者用现代的说法，就是解毒剂的意思。

与这个意义相同，结石在过去被认为具有医疗作用。自公元前 1000 年起，这些取自山羊、绵羊、瞪羚与其他动物的结石，就被搜集起来并加以保存，作为医疗上的护身符。希腊医生盖伦（Galen）在公元 2 世纪于罗马行医，他论述广泛，对医学的巨大影响力直至文艺复兴时期。根据 1841 年发表于《英国顺势医疗期刊》（*British Journal of Homeopathy*）上的一篇文章，盖伦为黄疸开出了使用结石的处方，而且很显然，他最喜欢用取自东方国家雄鹿身上的结石。

11 世纪，结石由中东引进到欧洲。欧洲人认为结石具有莫大的价值，它们被用于治疗蛇咬、瘟疫及其他各式各样的"恶灵"。医生甚至因不同的使用剂量产生论战；蛇咬十二颗，心脏衰弱或丧失性能力一颗。到了 16 世纪末期，法国外科医生安布罗斯·帕雷（Ambrose Paré）曾是法国多位君主的宫廷御医，并被一些人视为现代手术之父。他是世界知名的医生，如今最广为人知的是他对战场创伤的治疗。他发现，将蛋黄、玫瑰精油与松节油混在一起而成的合剂，比当时所用的方法——也就是以滚烫的油烧灼伤口，效果更佳，且痛苦较小。而他用来证明结石疗法有效性的实验，则鲜为人知。

为了找机会测试结石使人免于毒害的效果，帕雷设计了一个既简单又精彩的实验。现在听起来似乎很残忍，但他确实运用科学的方法检验了当时广为接受的疗法。1575 年，皇宫的御厨偷了一些上好的银器，厨师同意服毒而不是被吊死。帕雷决定运用结石法，以了解结石是否能保住那人的性命。

厨师服毒之后，接着吞下结石。根据帕雷的说法："（服药）一小时后，我发现他以手脚匍匐于地，好像动物一般，舌头外突、目露凶光，呕吐着，耳朵、鼻子与嘴巴都流出了血。在我给他毒药七个小时后，他终于痛苦地死去。我打开他的身体，发现胃的底部是干的，好像被灼烧过。"国王于是下令毁去无用的结石。

即使帕雷做过实验，结石的医疗能量依然被重视。1603 年，英国一桩知名的诉讼法案：山德勒诉罗帕靳（Chandelor v. Lopus）一案中，首度提出货物既出概不退换（或"顾客留心"）的概念。该讼案乃是有关结石诈骗买卖。当西班牙开始殖民新世界时，他们将载满宝物（银、金、绿宝石与其他珍贵宝石）的船只开回国。1622 年，西班牙大型帆船阿托查圣母（Nuestra Señora de Atocha）及其他船只舰队，载满了财富从哈瓦那出发，为的是资助西班牙参与三十年战争。这些船只在佛罗里达基韦斯特（Key West）的东部被当季的第一起飓风拦截。大多数船只顺利逃脱，但阿托查及另外两艘船很快沉没了。265 名乘客与船员中，仅有 5 名逃出。他们所承载的宝藏也消失在加勒比海海底，直到 1985 年，一些美国寻宝人士才找出残骸所在。在这些打捞上来的宝物中，都是些银条、金币、金条与无数的绿宝石，价值数亿。由于结石对于 17 世纪的西班牙人非常有价值，所以银饰箱中还存放了十个（很可能是美洲驼或羊驼的），准备送回马德里。

1665 年伦敦爆发腺鼠疫疫情时，结石还在使用。但是当时有几位颇负盛名的医生已经对此产生了怀疑。其中一位是纳撒尼尔·霍奇斯（Nathaniel Hodges），他在 1672 年写道："这么多年来，东方的结石一直有很好的名声。我并不想反驳公认的意见；只是相信许多实验，真相会说话，显然，它的功效不及它的价值。我曾经将四五十颗结石磨成粉，但是没有效果。我非常肯定我用来做实验的结石是真的。"

较近现代，1962 年，一个镶金框的结石被镶在伊丽莎白女王的皇冠上。此外，结石还进入通俗小说的情节中。在《哈利·波特与魔法石》中，哈利在上药剂课时，认识了结石；稍后在《哈利·波特与火焰杯》中，哈利忘了在准备的解毒剂中加入结石；而其中另一个情节里，当他最好的朋友罗恩被毒害时，哈利就是利用结石救了他。不论是在医药还是小说当中，结石都在人类的历史上扮演了长久而精彩的角色。

特雷西医生担心的不是由波斯羚羊反刍的胃里取出的神奇结石，而是病人腹部严重症状的病因。在医学上，人体中的结石跟动物身上外来物质造成的结石是相同的。但是在人体中，结石可能凝聚成阻塞肠子与胃的大小。当头发（trichobezoar，毛球粪石）或蔬菜纤维（phytobezoar，植物性粪石）被吞咽而不被消化，就会形成结石。结石通常在胃内形成并且留在其中，因此可能造成疼痛、体重下降、食欲降低，有时还会有类似癌症的症状。通常结石会在因溃疡手术或糖尿病造成胃功能不佳的人身上形成。有时候，这种物质可能进入小肠或大肠，造成阻塞。结石在小孩身上较为常见，因为他们的肠子较细小。

造成结石的食物有很多。在世界上某些地区，柿子是很普遍的水果，也是造成结石最常见的原因。辛辛那提一名 11 岁的孩子之前动过腹部手术，就是因为吃了大量的花生与花生酱，发展成了肠梗阻。还有一名两岁大的孩子，因为吞了一大团口香糖造成结肠末端阻塞。

爆米花、葵花子、柳橙、蕈菇与其他高纤食物，都可能造成结石。大量个案显示没有牙齿的患者结石的发生率较高。

最近，药物副作用有了出乎意料的发现——药物会造成结石，这些结石称为药物结石（pharmacobezoar）。其中一例是亚麻子外壳，这本是用来治疗便秘的；有位23岁的女士就因为吃了过多的亚麻子，造成结肠梗阻。胆苯烯胺（Cholestyramine）是用于降低血中胆固醇与治疗部分肝病的药物，一位患有先天胆管疾病的学步儿童，就因为胆苯烯胺的处方造成结肠结石，甚至需要手术治疗。

特雷西是位非常有经验的外科医生，看过许多结石病例，他曾经看过一位小肠塞满蕈菇碎片的患者。"那人在比萨店工作，"他说，"他总是吃掉用在比萨上的所有蕈菇。"但薛可特可没有这种奇怪的饮食习惯——难道他也有？

就像数百万计的美国人一样，亨利·薛可特非常注意自己的胆固醇水平。胆固醇乃是在肝脏制造的天然物质，也是打造所有人类细胞的必要基石。20世纪80年代，全国健康研究院（National Institutes of Health）开始一项提升美国人对胆固醇认识的活动。对于降低胆固醇与如何降低胆固醇，医学文献与一般文献的争议颇多，但共识均是：血中高胆固醇确实会提高冠状心脏疾病的风险，这也是居美国死因排行之首的疾病。

胆固醇的坏名附带产生的结果是，走一趟菜市场，绝对逃不过对纤维益处歌功颂德的招牌。现在大多数人都了解，多摄取膳食纤维有助于降低胆固醇，因此，我们已经成为一个被膳食纤维攻占的社会。这样的拥戴，一部分来自于70年代英国研究人员丹尼斯·伯基特（Denis Burkitt）及其同事修·崔维（Hugh Trowell）在非洲所做的研究，他们发现许多发达国家常见的疾病，如糖尿病、甲亢、冠状动脉疾病及憩室症，在非洲不太常见。于是他们将这样的差异归因于饮食中的纤维量。

伯基特研究了非洲土著与英国人的肠运动。他发现，非洲人排便量比英国海军多了两倍（甚至四倍）。他与同事假设，非洲饮食较高的纤维摄取量会增加排便量，缩短粪便停留在结肠的时间。当他发表演说时，伯基特通常会以他晨间散步于非洲灌木丛时拍摄的人类粪便照片作为穿插。身为爱尔兰人，伯基特非常坦率，他说："国人的健康可由其粪便的多寡与形态来决定，而不是取决于科技。"

伯基特写道："现在普遍认为，造成憩室炎的主要原因是饮食中的纤维不足，我的同事与我认为，这也跟盲肠炎有关。两种疾病都跟肠道内容物的硬度与量有关，而这两者都由膳食中的纤维量所决定。在结肠直肠癌发生率低、中、高的社区检验排便行为，结果发现，排便量每天300—500克，饮食由口至肛门排出的时间约三十小时，那么，癌症与相关疾病发生的比率就非常少，但在北美与西欧，排便量每天仅80—120克，排出时间超过三天，这些疾病就相当普遍。"

伯基特在英国与美国发表演说，大力鼓吹富含未加工食物与天然纤维的天然饮食，并且非难由白面粉和精制砂糖制成的典型西方食品。无数的科学研究均显示高纤饮食的好处：发生糖尿病的概率较低，胆固醇也会下降，大肠的憩室炎也较少见——憩室炎就是结肠形成小囊袋，可能造成阻塞、发炎与感染。更多较轻微但常见的健康问题，如便秘与痔疮，也比较少见。

这个议题变得如此广泛，《时代》杂志于1974年便报道了这则新闻。第二年，伯基特与崔维合写了一本关于纤维的书。他们著作的序文这样写着："每隔大约十年，关于疾病成因的新观念便会出现，吸引大家的想象力，一度提供了解许多疾病先前未曾知道的病因的解答……对此，我们现在补充了膳食纤维不足这一项。至于它是否会像维生素不足的概念那样具有开创性，在未来的十年中我们可能并不知晓。"伯基特的部分概念并没有通过时间的检验（低纤维与结肠癌的关联在最近的研究中备受质疑），但是他关于高纤饮食与健康的基本理论与发现，依然有着持续的影响力。

现在很清楚的是，并非所有纤维都是一样的。根据美国饮食协会的说法，"膳食纤维主要是植物的储存与细胞壁多糖类，无法被人类消化酶水解。"纤维有两种——可溶与非可溶，而这两种纤维对人体的胆固醇效果亦不相同。

唐·利维（Don Levy）医生是在马萨诸塞州剑桥行医的内科医生。他专攻脂质失衡，同时在哈佛医学院授课。利维说："如果你将非可溶性纤维——如麦麸，放入一杯水中，它会处于底部，不吸收任何水分。反之，可溶性纤维可以吸收水分，形成黏状的胶体。"只有可溶性纤维（如燕麦麸与豆子）才能降低血中胆固醇。

截至目前，还没有人明白个中道理。对可溶性纤维的功效经验颇丰的詹姆斯·安德森（James Anderson）医生认为，燕麦麸能促进内脏排除胆汁酸（为肝脏制造的胆固醇的副产物，在肠内循环），从而将胆固醇滤出系统之外。除此，当燕麦麸到达大肠时会发酵，释放出称为脂肪酸的化学成分，以降低胆固醇的制造。于是制造得少，排除得多，身体系统内的胆固醇就减少了。而且这是有选择性的降低低密度脂蛋白（LDL）——也就是通称的坏胆固醇，它通常与动脉硬化症有关。当然也有可能是，当一个人食用的麦麸与纤维愈多，就愈有饱腹感，就会食用较少的脂肪与不健康的食物。

这一切表示到了 20 世纪 80 年代，每个人都在谈论纤维，而燕麦麸也成了纤维界的明星。燕麦麸无所不在，甚至盘踞了书店。由罗伯特·科瓦尔斯基（Robert E. Kowalski）于 1987 年出版的著作《八周胆固醇疗法》（*Eight-Week Cholesterol Cure*），就大力主张食用燕麦麸。书末科瓦尔斯基甚至罗列了许多制作燕麦麸的食谱，其中的经典首推燕麦麸松饼蛋糕。

这本书当然打动了薛可特。他的女儿回想："关于燕麦麸的想法来自我的兄长，他曾经有心脏病与胆固醇的问题。我想他跟父亲提过这本书。老爸买了这本书，我记得他认为：'这就是我要的！'这也将解决他的所有问题。他打算自制松饼。我记得他说，当地所有健康食品店的燕麦粉都卖光了。"

书中的食谱成分几乎都是——牛奶、蛋、精致砂糖、烘焙粉，还有两杯半的燕麦麸，这样可以做十二份松饼。薛可特读到松饼食谱后不久，就找到一家店，买到了燕麦麸，并着手烤松饼。从 12 月 3 日到 13 日，他大约一天吃下四块松饼（科瓦尔斯基建议三块）。薛可特不知道的是，在这十天里，他慢慢地在小肠里积存了消化不完全的松饼。

薛可特可不是史上因纤维梗阻肠道的第一人。有位 34 岁的仁兄，在医师指示下，每天早晨食用一大碗麦片，以改善长期便秘的问题。开始施行新计划的十天后，他就出现腹痛、呕吐与发烧。就像薛可特的案例一样，肚子一触就痛，X 光显示小肠肿胀。手术中发现，没有疝气也没有粘连，只是回肠中段约一英尺半填满了面糊状的团块，因为太过浓稠，医生的手指无法从外面的结肠处推挤。最后医生只得切开肠子，取出这些物质，病理检验结果是"植物纤维"。这位年轻人之前没有接受过任何手术，术后他又经历了一段痛苦的恢复过程。

此外，根据利维医生的说法，高纤饮食非常安全，但还是有些应注意的事项。新的饮食规律会导致一个人的消化系统改变。因为纤维通过没有改变的内脏，在结肠里发酵、产生气体，这就可能产生痉挛与鼓胀感，以及一些社交上不太宜人的副产物——屁。

"慢慢开始这点很重要，"利维说，"要慢慢增加膳食纤维的量。这可能要花几个星期的时间。增加水分也相当重要，因为可溶性纤维会吸收肠道内的水分。"对于曾经动过腹部手术或排便不顺的人，这点格外重要，尽管特雷西知道还有一例从未手术过的人因燕麦麸造成肠道阻塞的病例。

薛可特肠内物质的病理检验结果，确认了特雷西的诊断：由燕麦麸组成的纤维结石。尽管如此，因燕麦麸造成的结石相对罕见，特别是美国食用燕麦麸的人数众多，而因此造成的并发症很少。正确的说法，利维指出："大多数人规律地摄取比我们还多的纤维，却没有任何不良效果。"

薛可特的术后恢复漫长而艰辛。手术醒来后，他的鼻子多了根管子，以缓解胃的压力，另一根管子直接从腹部引出，作为万一腹部发炎后的引流之用。他的女儿记得手术后的早晨，特雷西医生来电："他的形容好像是：'他塞得像只感恩节的火鸡。'之后老爸度过了一段难受的时光。"

特雷西的出院总结写着："他的术后恢复非常复杂，他的肠子功能恢复得非常缓慢，可能因为他严重而广泛的粘连问题。"他再度因为小肠粘连而并发疼痛，所幸特雷西医生没有动手术就帮助他渡过了这次难关。薛可特自己记得，高剂量的止痛剂让他留下挥之不去的梦魇。

终于在住院三周后，他得以出院。他记得被提醒，"那作者并非医生，只是个医学作家……我觉得被戏弄，而且愤怒。"当被问及想给采用高纤饮食者的建议时，他说："如果你曾经在肚子上留下开刀疤痕，切记先咨询你的医生。"

最后他完全康复了，并且再度恢复健康，但他已经不再食用燕麦麸，而且避之唯恐不及。

# 故事十三
# 不健康的健康食品

乔尼安·扬是那种不仅注重健康还会身体力行的人。事实上，这位居住于马萨诸塞州的 48 岁女性，经年累月特别在意自己的健康，她每天慢跑五英里，摄取富含营养的食物，不吸烟，并节制酒精摄取，仅限于少数的社交场合。

所以当她 1981 年 4 月到夏威夷度假时发现脚肿起来，并不以为意，认为只是单纯的水肿而已。"我想可能是飞行或别的什么原因引起的，但等我回到家，我的脚还是相当肿，而多出来的体重多集中在腰上。不过我觉得没什么不舒服，于是继续慢跑的习惯。有一度我记得自己想着：'好吧！这可能是更年期的开始。'"但是到了 5 月底，已经不可能忽略回来后增加的 9 公斤了。乔尼安继续五英里的慢跑，但她有点担心，想咨询家庭医师。

"我以为只是发胖，但我去看当地的医生时，他看了一眼就告诉我：'乔尼安，你有腹水。'当时我并不知道那是什么毛病。他做了超声波检查，并告诉我有囊肿，于是将我转诊到妇科医生那儿。"

"腹水"一词可追溯至公元前 4 世纪，见于希波克拉底的描述。他用的是希腊文 askos 一词，表示用来装酒、水或油的皮囊或羊皮。希波克拉底认识到，腹水不仅跟肝病有关，也可能致命。在他著名的警语里，他写道："当肝脏充满了水，并且突然进入（网膜），也就是肚子里充满水，病人就会死。"一个世纪以后，希俄斯岛（Chios）的埃拉西斯特拉图斯（Erasistratos）提出一个机械学的解释，他写道：腹水是"肝或脾慢性或硬化造成的发炎，它不是将肠道食物吸收并运送到全身，而是将其转变为水，然后储存于肠子与腹膜之间"。描述的某些方面直至今天还相当准确。

以现代的说法，腹水即是腹腔或腹膜腔积水。虽然成因有很多，症状却相当一致：腹胀，体重增加，有时候腿会肿。当腹水过多，会压迫到膈肌，病人会觉得呼吸急促。腹膜腔指的是存在于腹壁（称为腹膜）与腹部脏器之间的空间。腹膜包裹着脏器，除了一点正常的水分外，里面别无空间。当水分开始聚积，原因不一而足，就统称为腹水。而最重要也最常见的病因是肝病。肝是位于腹部右上四分之一处的大型固态器官，也是座复杂的化工厂。原料就是从肠道里最后一餐运送到肝脏的副产物，成品则是用以新陈代谢或储存于身体他处的可用基石。

由于这个特殊功能，肝脏有两股独立的血流来源。其一为肝动脉，此血管由心脏携带富含氧气的血液到肝脏。其二为肝门静脉。在身体的其他部位，静脉专门从组织将血液带回心脏，不过肝门静脉相当独特，它确实会把血液从组织（肠子）抽走，但血液并不直接流回心脏。肝门静脉首先将所有营养由肠子输送到肝脏。肝脏处理了这些化学物质，将部分的产物以糖原的形态储存起来，其余的输送到身体的其他部位，诸如脂肪与肌肉。这些肝脏制造的化学基石（三酸甘油酯、游离脂肪酸与氨基酸）接着从肝脏被抽离，然后由肝静脉送回心脏。因此，有两支血管携带血液到肝脏——肝动脉与肝门静脉，而一支血管——肝静脉，将血液从肝脏送回心脏。

在某些肝病类型中，流入肝脏的血液部分被阻绝而流不出。这可能发生在肝硬化、肝纤维化或肝静脉梗阻的情形下。当肝脏的静脉压力增加，肝脏表面的淋巴就会进入腹腔。心脏衰竭也是造成此类腹水的原因之一。如果心脏不再有力地跳动，血液就会流回肝静脉，接着就会引发同一系列的事件。另外一个造成血液回流的原因是肝静脉凝结或梗阻。在上述任何一种情况下，血液回流的结果就称为肝门静脉高血压或肝门静脉血压升高。肝门静脉高血压的一个表征即是腹水。

腹水的另一个原因可能是腹膜腔发炎。在过去的几个世纪里，结核病乃是感染性腹水的重要原因。如今，由存活于肠道并穿越进入腹部的正常细菌所引发的腹膜炎，是最常见的感染。有些时候，这会跟肝病同步发生，有些时候，则是因盲肠炎造成穿孔或其他腹部疾病而产生。

癌症，特别是跟石棉暴露相关的间皮瘤以及卵巢癌的病变细胞，也是腹水常见的原因。任何癌症都可能扩散到腹膜，导致腹水。

为了确定腹水的特定成因，自希波克拉底始，医生会执行一项简单的程序，此程序称为穿刺术。在以抗菌方式清洁皮肤并加以麻醉后（这是公元前4世纪以来的两项新技术），医生将无菌的针头直接插入腹部。水被吸入针筒内，并于实验室内做蛋白质检验，看看是否有微生物或癌细胞。

乔尼安在5月份住进医院，进行了一连串的检查以确定腹水的原因。她做了常规的血液与尿液检查，结果显示出细微的异常，如蛋白质指数偏低与酶值（称为LDH）稍高，但是并没有发现任何足以做出诊断的异常。她接受了核子同位素肝脾扫描、超声波检查，甚至肝脏切片检查。检查显示轻微纤维化，但同样没能确诊。接着她做了升糖指数（GI）检查，最后又做了穿刺术——直接检查腹水液体。超声波显示她的子宫可能有纤维肿瘤，但此良性肿瘤应与症状无关。尽管在十天住院期间做了完整的检查，但还是没有明确的结果。

她不喜欢被关在医院，她再也不能像以往那样地运动和饮食。扬记得："我就像个疯女人。我想念运动。我只想离开医院。我甚至在走廊上跑来跑去。我的医生不吃营养学这一套。他很讶异我所吃的一大堆维生素。事实上，我必须把它们走私进医院，我觉得自己好像在贩毒。"

所有检查都是阴性，她就出院了。几天后，她去看妇科医生，医生还是怀疑卵巢癌的可能性，想要安排较侵入性的检查——腹腔镜。这个检查虽然现在很普遍，但在 1981 年时仍算陌生。医生将硬式的金属管经由腹部的小切口插入，经由这个管子可以检查腹部的内容，并执行一些手术流程。

乔尼安清晰地记得这次看诊。"很显然，我并不害怕。我的女儿跟我在一起，当时她正怀孕。我们离开医生的诊室共进午餐时，讨论了出现'万一'的可能性。我决定如果罹患癌症，我将会竭尽所能跟癌症拼搏。"

腹腔镜于 1981 年 6 月 8 日施行，整个过程非常顺利。"他告诉我，一切看起来都很好。"扬记得。但是三天后她接到医生的来电，可不是什么好消息。"他是我女儿的妇科医生，也是和我一起跑步的伙伴。他的声音听起来糟透了。'乔尼安，我不知如何告诉你，但是我们发现了癌细胞。'他把我转诊到波士顿的妇癌专科医师托马斯·莱维特（Thomas Leavitt）那儿，他在布里格姆暨女性医院（Brigham and Woman's Hospital）服务。"检查过后，莱维特医生又预约了一连串的检查。她做了灌肠摄影、腹部断层扫描、D&C（子宫癌的检查）、乳房 X 光摄影与下肠道及膀胱的内视镜检查。

所有的检查都呈阴性；并没有发现恶性肿瘤。但是，波士顿的医师们决定再做一次穿刺术，结果，乔尼安的腹水中又发现了癌细胞。

现在是 8 月份。为了用最明确的方式找到问题的根源，莱维特医生安排了开腹手术，直接检查内脏器官。这样的方式让他可以做切片，顺道清除可疑的组织。手术非常顺利。结果发现：没有癌细胞，而且令人惊讶的是，腹水里也没有癌细胞。

三个月以来渐渐消退的腹水，现在又累积了起来。"我开始觉得糟透了，又虚弱。"乔尼安回想，"一段时间后，我没办法跑步，也无法骑单车；腹水的压力让我呼吸困难。 在一次看诊中，他们通过导管抽出 4257 毫升的液体。开腹手术后六周，我觉得糟糕透了。"

到了 9 月，乔尼安被转诊到另一位医师查尔斯·崔维（Charles Trey）那里，他是附近新英格兰女执事医院（New England Deaconess Hospital）的肠胃科暨肝脏专科医师。乔尼安的腹水累积得愈来愈多，连肺部都有积水，而她现在再也不是健康宝宝了。崔维医生记得她是"活力充沛的女性"，但她的健康状况急转直下，她的临床记录写着："看起来憔悴，腹部特别臃肿……太阳穴附近明显消瘦、眼睛凹陷。"

"她非常有健康意识，"崔维医生回想，"但是我感到忧心，因为她服用过多的维生素、酶与草本茶。我刚开始以为问题可能是维生素 A 中毒。"过量的维生素 A 有时候会造成肝脏问题，但血液检查排除了这个可能性。为了找出各种不常见的病情诊断，崔维又做了铜、铁、汞与锌的过量检查，还有阵发性夜间血尿症（paroxysmal nocturnal hemoglobinuria）与紫质症（porphyria）的检查，结果都正常。为了改善呼吸状况，他从腹部抽出更多的积水，这一次还抽了右肺的积水。他检查是否有结核病与其他感染，同样的，结果又呈阴性。

但崔维确实解开了一个谜团：为什么会有癌症的诊断。细胞两度被认为是恶性的，这些细胞是排列在腹腔的间皮细胞。当这些细胞受到感染，在显微镜下看起来的形状与外观都会改变，而且类似癌细胞。仔细地再度检验后表明，这些细胞完全是良性的。

虽然排除了罹癌的可能性，但还是得不出诊断。崔维医生现在认为，最大的可能性是巴德—吉亚利综合征（Budd-Chiari syndrome）。

巴德—吉亚利综合征适用于失调现象，起源于肝脏流出阻塞（肝静脉梗阻），造成严重腹水。有关此现象的第一份报告出现在1845年，由在伦敦行医的颇负盛名的乔治·巴德（George Budd）医生提出。关于肝脏失调的问题，他写了大量的论述——虽然他对这个病的贡献较小。1899年，奥地利的病理学家汉斯·吉亚利（Hans Chiari）发表了有关此病名的第一份病理报告，这个病名便以其命名。

大多数的个案都是因为主要的肝静脉血液凝结，但也有其他原因。事实上，在吉亚利的原始报告中他写了关于感染造成由肝脏离开的小静脉凝血，而不是大静脉凝血的案例。肝脏压力升高导致高血压，并进而造成腹水。

为了确定巴德—吉亚利综合征的诊断，崔维医生又做了一次肝脏切片，这一次取的是更深层的组织样本。结果支持巴德—吉亚利综合征，但这还不是最终的诊断。现在，只要做个断层扫描即可确诊，但当时是1981年，崔维医生于是安排了静脉造影，这种特殊的X光摄影，是将导管插入身体的较大静脉——腔静脉，然后将染剂打入肝静脉。染剂会显示出静脉样貌，医生还可以测量静脉的压力，肝静脉的大型凝血也都可以看得见。压力测量验证了崔维的怀疑，但是并没有大型的凝血。正当他解开更深一层的谜团：病人罹患巴德—吉亚利综合征时，他还是缺乏一个特定的诊断——究竟是什么造成乔尼安·扬肝脏的高血压？

巴德—吉亚利综合征通常是因血液容易凝结所造成的失调，崔维医生对所有情况都做了相应的检查，但这些检查结果都呈阴性。到了此时，可能造成问题的候选因素愈来愈少。

扬的状况日益恶化，治疗的需求也变得迫切。崔维接着咨询威廉·麦克德莫特（William V. McDermott）医生，他是哈佛医学院的外科医学教授，也是女执事医院的外科主任。两位医师都同意，为避免肝脏衰竭，有必要进行手术，遏止腹水无止境地产生。他们所提议的手术称为门腔静脉分流手术（porto-caval shunt），基本上就是相当复杂的配管工程，要将血液从高压的肝门系统转到压力较低的腔静脉。

稍后，麦克德莫特医生进行这项手术以降低肝门静脉的压力。手术非常成功。麦克德莫特医生回想："如同预期，此举清除了她的腹水，但术后我真的很疑惑，究竟是什么因素造成这样的问题。"病人出院了，觉得情况大为改善，尽管还不完全了解病因是什么。手术后不久，也就是1981年的12月，首次出现症状后的九个月，扬罹患了短暂的并发症——肝性脑病变（hepatic encephalopathy），这种状况是在身体试图绕过肝脏（这是麦克德莫特医生所做的分流手术）处理大量蛋白质时，所造成的眩晕现象。

经过治疗，脑病变很快被解除了，但到了1982年初，麦克德莫特与崔维医生依旧对乔尼安肝脏感染的谜团感到不解。有一天，两位医生和照顾扬的哈佛医学院学生保罗·里克（Paul Ridker）在审视这个病例，并且讨论着乔尼安饮用的草本茶。直到这时，他们才找到可能解开谜团的线索。崔维一开始就观察到，扬是热爱草本与健康食品的消费者。他和麦克德莫特医生依稀记得，三十年前有份研究提出，罹患非典型肝病的牙买加人的病例，其饮食中就包括了草本茶。

20世纪50年代，有位医生留意到喝"灌木茶"（由各种野草冲泡成的综合茶）的牙买加人罹患了非常罕见的肝病。牙买加医科大学的医生提报了五起明显腹水的怪异肝病。病人都是小孩（最大为18岁），其肝脏切片结果与吉亚利的原始报告非常雷同。这些小孩都喝灌木茶，其中含有各式各样的植物。研究人员认为，灌木茶中的成分造成了肝病。

20世纪70年代初更大型的流行病爆发于阿富汗，约1600个案例。《柳叶刀》1976年刊出的报告是这么写的：

1970 至 1972 年，阿富汗西北部发生了严重的干旱。这场灾害发生于古朗（Gulran），影响了 98 座村庄里的 35000 人。该地区有波浪起伏的山丘，贫瘠的植被是牧场。水源稀少，且来自浅井与小山泉。当地的对外交通非常不好，冬日里，村庄被白雪覆盖，几乎与世隔绝。居民均是文盲，主要的职业是耕种。

他们的饮食包含面包与少许的肉。在干旱的年度里，绵羊与山羊几乎无法生存，粮食严重短缺。

到了 1974 年年中，腹部鼓胀身体消瘦的病例开始大量地出现在村里，很快就到达疫情的规模。大多数是穷困的家庭。在许多案例中，一个家庭的多位成员在几周内相继发病，且全数死亡。

疾病是慢慢开始的，先是没有食欲、疲倦与肌肉消瘦。大多数患者肝脏肿大，大量腹水。这地区的人口百分之二十五出现肝病，许多人死亡，因为当地的医疗护理条件非常有限。在医院里接受调查的村民中，肝脏取样结果显示与喝灌木茶的牙买加人相同，而死亡的病人经过解剖发现，和吉亚利所描述的小静脉闭锁的情况相同。

至于传染病的病因，有项重大线索是一名村民发现的。这个牧羊人观察到他的羊群有相同的状况，他以杂草旁生长的小麦喂食这些羊群。当他宰羊时发现，大多数牲口消瘦、肝脏受损，还有大量腹水。一开始，研究人员认为疾病很可能是因为接触有毒物质引起的。但很快，他们排除了化学肥料、防腐剂与杀虫剂。因为这名牧羊人的陈述，加上肝脏损伤的外观，植物污染的可能性大为提高。

有种叫作天芥菜（Heliotropium）的植物被发现生长在麦田里，当谷物收割时，这种植物也一并被收割。小麦接着被磨成面粉，这种天芥菜的种子也被磨了进去，由小麦制成的面包无意中就包含了天芥菜粉。把这种外来植物清除出去的家庭，没有出现肝病，而此外的家庭，往往有数位成员同时受到影响。

研究人员检查了小麦，计算出每公斤小麦中约含300毫克的天芥菜种子。分析天芥菜植物发现一种称为吡咯双烷类（pyrrolizidine）生物碱的物质，也就是这种物质造成肝静脉的发炎，这也是巴德—吉亚利综合征的原因之一。数百种植物都含有这种有毒生物碱，但大多来自千里光（Senecio）、猪屎豆（Crotalaria）以及天芥菜。

第一宗报告的静脉闭锁性肝病1920年发生于南非，当时是因为食用了遭千里光污染的面包；自20世纪50年代起，兽医也曾诊断出家畜患有相同的问题。印度于20世纪70年代中期还发生了一起巴德—吉亚利综合征疫情，几乎是阿富汗疫情的翻版。这一次是发生在容易闹旱灾的印度中北部沙古贾区（Sarguja）；发病的486人分别居住于四个村落；肇祸的是称为刚得里（gondli）的谷类加工产品。这区域的谷类加工产品遭猪屎豆属的野生植物污染，在部分村民出现腹水与肝肿大后展开调查。受到影响的67位村民中，28人死亡（死亡率高达百分之四十二）。从肝脏切片检体与致死案例解剖中发现，都有静脉闭锁肝病的现象。

时间较近的，是1993年发生于伊拉克的事件，住在摩苏尔（Mosul）附近的贝杜安（Bedouins）一家人，冬天时将谷物存放在住处，一如传统保存谷物的方式。就像阿富汗的疫情，贝杜安这家人无意中把千里光的草籽也混入到了麦子里。1994年冬天，四人因大量腹水与肝肿大住进医院，其中两人死亡。

因这些有毒生物碱造成静脉闭锁性肝病的巴德—吉亚利综合征，不仅仅发生在第三世界，也不仅仅只是无意中吃进污染的谷物这么简单。1976年，一名由加勒比海岛屿移居到英国的26岁女性，出现腹水与肝病。据了解，她习惯饮用巴拉圭的"伴侣"茶，她已经饮用多年，这种茶是由多种冬青科（Ilex）植物的叶子制成的。经过两次肝脏切片与一次门腔静脉分流手术，她最后还是死于此病。从店内购买以及那名女性所拥有的这种伴侣茶中，检验出吡咯双烷类生物碱呈阳性反应。

之后不久有报告称，亚利桑那州两名婴儿因咳嗽服用了草本茶而死于肝病。第一起案例是一名六个月大的拉丁美洲女婴，她因为呕吐与不适住进图森（Tucson）医院。两周前，那孩子因为可能的上呼吸道病毒感染去看过小儿科。住进医院之后，孩子的肝肿大，还有大量腹水。肝脏切片与其他检验结果均符合静脉闭锁性肝病的症状。问诊时，小孩的父母承认，给小孩喂服过大量当地称为葛多拉波耶巴（gordolobo yerba）的茶。茶送进实验室做化验时，发现这茶实际是由千里光植物制成的。

第二起案例是一名两个月大的婴儿，因为一整天昏睡呕吐，才住进菲尼克斯的医院。医生发现婴儿大量腹水，肝脏受损。尽管经过紧密的治疗，这名婴儿还是死了。孩子的父母因为小孩咳嗽给他喝了草本茶。茶在当地药店有售；经过分析发现，茶饮中含有跟亚利桑那州案例相同的千里光植物。

这些植物之所以如此命名，是因为它们均含有吡咯双烷类生物碱一类的毒素。这种物质会造成将血液由肝脏带回心脏的肝静脉发炎，它们可能造成致命的损伤与静脉血流的阻塞。尽管有这些案例，因有毒植物引发的巴德—吉亚利综合征，在1982年对许多医生来说依然是陌生的。当年度一篇发表于重大期刊的有关此症的长篇论述中，关于这些植物的论述仅有寥寥数句。


了解了牙买加灌木茶的例子，而现在焦点放在孩子父母对草本茶与自然疗法的倾向上，哈佛的医生与学生很好奇，乔尼安的状况是否与此相关。身为医学院的学生，里克有的是时间。扬回想："他要求我把使用的所有东西都带过来。"

病人照办之后，里克详细地检视了乔尼安所使用的草本茶。"种类繁多，"他回想，"我去到她采买的各家健康食品店，分别买下了她所使用的产品。接着我花了好几天在哈佛医学院的植物实验室，试图分析出其中的成分。"

结果发现两种可疑的食品——称为 MU-16 的茶饮与紫草助消化 (comfrey-pepsin) 胶囊。因为她非常喜欢其口感，所以在 1981 年 4 月看医生之前，乔尼安每天饮用三杯茶饮达六个月之久。她同时每餐服用两颗胶囊帮助消化。医生将产品样本交给亚利桑那的药理学家瑞安·哈特波 (Ryan Huxtable)，其专长在于研究吡咯双烷类生物碱的毒性。原本应该含人参的 MU-16 茶饮，居然含有大量吡咯双烷类生物碱。在不同时间购买的不同批次样品中，有毒生物碱的含量也不相同，显示出该制造商的品质管理不良。至于胶囊，有毒生物碱的含量更高。

在不知情的情况下，乔尼安·扬在生病之前自己毒害了自己达四个月之久。她等同每天喝下 946 毫升的 MU-16，还服用了六颗紫草助消化胶囊。

乔尼安并不是承受紫草科严重副作用的唯一患者。1986 年，一名患有发炎性肠疾的 13 岁男孩，决定停掉医生开的处方药并开始针灸，且大量服用以紫草根制成的茶饮。那年 6 月，他出现严重疲劳、体重减轻与腹部疼痛的症状。他的肝肿大，且有大量腹水。

1978 年，一位纽约社工因为过敏与疲倦感去看了顺势疗法的医生。医生建议使用紫草茶。四年后，她的肝脏血液报告显示轻微异常。再过四年后也就是 1986 年，她出现腹水的现象。因为当时没有做穿刺术，所以腹水持续。跟乔尼安一样，这位社工也需要做分流手术来治疗她棘手的腹水问题。当她住进医院准备做分流手术时，她的肝脏专科医生看见她喝草本茶。当他目睹此景，患者记得："就好像突然之间恍然大悟。他几乎是对着我吼道：'别喝那玩意儿，它可能会毁了你的肝。'我当时喝得还不少哩！"就像扬，一旦确认了诊断，她停止服用紫草茶，就恢复了健康。

紫草 (Symphytum officinale) 是一种产于欧洲与亚洲的多年生灌

木。这种植物高度约两至五英尺，有着椭圆形的叶片，并会开出一小丛暗紫或白色的花。植物的根肥厚，且有白色汁液。它的根与叶都含有一种叫做尿囊素（allantoin）的物质，该物质是用来维持皮肤的健康的，同时用于治疗拉伤的肌肉与韧带以及扭伤与断裂。人们以局部药膏或口服制剂的形式使用它。但是并没有任何科学数据足以佐证这些用途。乔尼安·扬使用紫草时，这种草本植物并未受到规范。1958年之前，紫草就已上市，当食品添加物的相关法令通过之后，它才被食品与药物管理局禁止了。

很难确知一个人在服用紫草与其他草本饮品时，究竟吃下了什么。可以确定的是，这些产品并不像一般药物，有标准配方。不同批次的药草茶可能受到其他植物的污染，且不同季节收割的叶片的有效成分也大不相同。

此外，还有错误辨识的风险。有对来自华盛顿的老夫妻去做养生SPA，他们被建议饮用紫草茶来改善关节炎。他们于是到树林里寻找野生紫草。1977年5月7日，妻子摘取了她以为是紫草的植物并做了茶饮，他们双双饮用。不出一个小时，他们就出现恶心、呕吐、眩晕与盗汗的情况。

比妻子更懂植物的先生，几个小时后到冰箱查看，才发现那叶子并非紫草而是毛地黄。这种形似紫草的植物，其实是强心剂的用药来源。他立即呼叫救护车，等到救护车抵达时，妻子已经去世。先生勉强撑到医院，但虽经过紧急地治疗，还是在一天后不幸蒙主宠召。

光是在美国，草本疗法一年的产值就高达18亿美元。一般认为，如果成分是天然或草本的，那就一定安全。其实这是错误的认识。许多草本配方其实都有严重的健康风险，有些会导致凝血问题，有些导致急性肝炎或肠胃炎，有些造成致命的心血管疾病，有些造成神经症状。它们中的许多都是致命的。

关于草本植物导致严重健康问题的案例不少。有一起是对甘菊的严重过敏，差点危及生命。另外一起则是死于静脉闭锁性肝病的新生儿，原因可能跟母亲于妊娠期间饮用草本茶有关。

在乔尼安事件后不久，现在已是哈佛教授的里克医生说："没有人应该饮用紫草茶。即使是少量，都可能造成严重的后果。它根本就没有相对于风险的任何好处可言。"

在乔尼安差点因使用紫草而死亡的十余年后，食品与药物管理局下令禁止所有口服紫草制剂的使用。其建议是这样写的："FDA 认为，已有足够科学证据可确认，含有紫草或掺杂其他吡咯双烷类生物碱的饮食补充品的效果是不可信的……本局强烈建议，行销含有紫草或其他含有吡咯双烷类生物碱成分的公司，应将产品自市场上下架，并警示其消费者立即停用这种产品。本局将运用其权威与手段，令这些产品从市场上消失。"许多国家也都采取了相同的措施。

一旦明白乔尼安肝病的原因，医生们强烈建议她停止饮用这种她用来改善健康的紫草饮品。她当然谨遵医嘱，现在健康状况良好——自此再也没有出现腹水的情形了。至于她对草本茶的偏好，就只能靠经常饮用甘菊茶打发了。夏天她或许会来上一杯"红色活力"（Red Zinger*）。除此之外，她完全不碰草本茶。

---

\* 一种草本茶品牌。

# 故事十四
# 小路易莎的头痛

一开始只是再寻常不过的案例。路易莎·阿尔瓦雷斯—鲁伊斯(Luisa Alvarez-Ruiz，我对她的称呼)是个五岁大的女孩，因为头痛，家人带她到急诊室看病。在病人向医生求诊的症状中，头痛是最常见的。于是医师开始问诊，并做出判断。不过，他们在病人的回复中，并没有发现特别引人担忧的事项，而身体检查也都正常。但因为某种理由，一部分是路易莎的头痛已经持续了几个月之久，第一个照顾路易莎的急诊室小儿科医师有些焦虑；所有医生都有的第六感告诉他，这个病例值得关注。

头痛几乎是普遍发生在人类身上的毛病，从没遇过头痛的人，应该算是稀有品种吧！大多数的头痛都不算严重，如果没有治疗也不至于造成死亡，或丧失神经或视觉功能。大多数病人的头痛，不外乎压力型或是偏头痛。这两种主要的头痛不可思议地常见；每年犯一次偏头痛的人占总人口的百分之十二，女性的比例可能更高。而一辈子为偏头痛所苦的男性占百分之十八，女性占百分之四十五。当然，大多数病人并不会因为这些头痛而到急诊室看病。

但有些人确实如此。一般可能以为，头痛严重到需要进急诊室的程度可能有严重的病因，但即使是在这种状况下，只有百分之五被诊断出会有危及生命或大脑的问题。当犯有头痛的病人来到医院，医生

　　　　死亡晚餐派对：真实医学探案故事集

首先会进行问诊，试图确立诊断。头痛是突然开始还是慢慢产生？头痛情况有多严重？这是否是经历过的最严重的头痛？头痛的类型跟之前类似吗？是否有发烧、呕吐或新的神经方面的症状？在掌握了这些问题及其他问题的答案后，医生将会进行身体检查，同样的，希望能找出病因。大多数犯偏头痛与压力型头痛的人的检查结果都是正常的。等到问诊与检查结束，患者通常会分成三组。

一个极端是没有令人烦扰的问题。头痛听起来跟上次差不多，或者特征跟典型的偏头痛或压力型头痛如出一辙；而且体检是正常的。这些病人需要治疗，还要向负责的医生做定期的追踪报告。另一个极端则是很明显有问题的。他们经历了最严重又不寻常的头痛，或者神经方面的检查出现异常，高烧或显示出严重问题的其他症状。对这一类的决策很容易；这些病人需要进一步的检查与治疗，直到问题根源获得解释。然后是第三组，也就是中间组。当医生获取了所有的信息之后，病人既无法归类于第一组，也无法归于第二组。他们是否需要进一步检查也含糊不清。

在最后一组患者中的绝大多数，其结果往往都是简单的问题，不致影响视力、大脑或生命。但是有极少数人却有严重的神经方面的危险需要处理，如果未被诊断与妥善治疗，很可能会有悲惨的结局。

有时，在含糊不清的病例中，医生为了保险起见，会决定做进一步的检查。有时候，医生会在接下来的几天内安排与患者的主要照护医生会面，并且利用时间作为诊断的要件。另一项"检查"则是咨询专科医师，诸如神经科专科医师。这也是急诊室医生决定诊治路易莎的方式。

"这就是我参与的时间点，"波士顿颇负盛名的儿童医院的小儿神经科医师戴维·于里翁（David Urion）回想，"她到急诊室抱怨头痛持续了几个月，急诊室的工作人员已经评估了她的状况，但没能确诊。他们发现，疼痛本身难以形容。头痛是整体性的，但比较偏重于眼睛的前方与后方。它似乎是种'压力'，在几个月之前不知不觉地开始。她是拉丁裔，并且由一大群家人陪同前来——父母、祖母，还有几位堂兄弟姊妹。这些亲戚似乎并不了解我们所说的'头痛'一词。"

"疼痛是持续的，但似乎在一天中有从渐强到渐弱的过程。她对光有些敏感，但没有什么确定的事物让她的头痛更好或更坏。她会有些恶心，但没有呕吐。他们也确定了没有头部创伤或最近患上具有相关性的疾病，同时也没有头痛的家族病史，更具体的说法是，没有偏头痛的家族病史。"

"从发育上来看，她很正常。家人留意到她似乎很笨拙，常会撞到东西。急诊室的医生做完检查，结果正常。特别是她的神经方面的检查也正常。急诊室人员感到忧心，于是请求神经科的帮助。"于里翁医师回想，此时他坐在哈佛医学院大理石与花岗岩打造的庄严的方形建筑顶楼非常整齐的办公室内。虽然路易莎的个案发生在采访前多年，却在于里翁的记忆里栩栩如生，因此他清楚地记得微小的细节。

于里翁继续说："所有医生都会问的一个问题是：'她服用过什么药物吗？'她并没有。另外一项神经科医生留意到的而急诊室人员没有留意到的是特殊的社交环境。这孩子每隔一个月跟父母住在波士顿，其余时间则跟祖母住在纽约的布朗克斯，我猜。"

"急诊室人员做的检查结果呈阴性，主治医生的检查结果也是阴性，神经住院医师的检查也都正常，然后我发现没有静脉搏动，但无视乳突水肿（papilledema）。"

视乳突水肿，事实上是个不祥的发现。检查眼睛是神经检查时重要的一环，特别是头痛的患者。医生会查看眼皮，看是否松垂，看看瞳孔对光的反应是否正常。他们会要求患者上下左右地看，检查控制眼球移动的肌肉是否正常。他们还会用检目镜去检查视网膜。检目镜发明于 1851 年，从字面上与象征意义上，都为医生打开了全新的诊断视野。检目镜是种小型的手持圆筒器具，医生会拿着靠近病人眼睛——大约是半英寸，然后将光线投入视网膜。这种工具让光线进入的路径与医生看的光圈一致，才可以看见视网膜。

这种能力特别重要。在视力方面，视网膜就是最重要的关键。当光线的光触击视网膜的神经细胞，光的物理能量就转换为视网膜的杆状与圆锥状细胞的电能量，而这种电刺激便通过视神经传达到大脑后方称作枕骨叶的区域。在此，信号得到解读，我们因此看见物体。

在发育中的胚胎中，视网膜是从大脑长出的，因此它实际上是神经组织也是中枢神经系统的一部分。当医生检查视网膜时，其实也是检查大脑的一部分。诗人说，眼睛是心灵之窗；对医生来说，事实上，视网膜就是大脑之窗。视网膜静脉与动脉往往会出现和大脑静脉与动脉相同的变化。视网膜的中央部分称为视盘，这就是视神经的神经纤维进入眼睛之处；因为纤维束很大会有轻微的突出，突出的部位称为乳突。

视乳突水肿，即是视网膜中心的这个区域肿大，也是颅内压力升高的征兆。

因为大脑位于密封的颅骨内，如要直接测量颅内的大脑压力（颅内压力），必须经由手术钻孔，置入金属测量仪器。通过检查视网膜的乳突，有时候可以让医生无须通过如此极端的手段，即可测知升高的颅内压力。但是有些患者并没有出现视乳突水肿，颅内压力依然过高。在这种情况下，视网膜的静脉会提供一个线索，尽管是非常细微的线索。视网膜静脉通常会随着心搏跳动。如果这样的正常搏动消失了，很可能显示颅内压力升高。

虽然路易莎没有出现视乳突水肿，然而帮她做检查的医生中最有经验的于里翁医师，却看不出有任何静脉搏动。因为没有视乳突水肿，所以无从得知没有静脉搏动是否为严重问题，但这却是显示路易莎的头痛并非小事的另一个依据。

"这时她已被安排了电脑断层扫描检查，"于里翁记得，"扫描做完了，结果正常。但似乎还是有什么地方出了问题。"这就是有经验的临床医生遵循第六感的范例，这种感觉无法被测量或量化，却是每个医生都明白的。因为这个理由，医疗小组继续做评估。幸好患者是在工作日早晨来的，许多检查比假日方便得多。经与神经放射科医生讨论过后，临床医生最后说服他们做第二次的脑部扫描：核磁共振造影。

核磁共振造影和电脑断层扫描效果一样好，但造影技术更高超。虽然它花的时间较久，在许多地区与某些时段较不容易安排，不过它比电脑断层扫描显示出的脑部构造更为清楚。要检查大脑的最后方——后面的骨沟，也就是小脑所在之处，核磁共振有更好的效果。小脑乃是大脑中协调动作与平衡的部位。

"我担心的是，遗漏的后骨沟的检查，可能藏有渗透性的肿瘤，"于里翁说，"还记得她有撞到东西及笨拙的情况。最后，放射科医师同意做核磁共振，且他们使用了含钆成分的显影剂，这种对比手段在有问题时更能确立出肿瘤所在。"

"最初的报告显示出'有趣的现象'。一群神经放射科医师聚集在扫描仪器前，仿佛在讨论犹太教法典。片子就在他们面前，而他们正在讨论结果。"于里翁医师回忆。

受了医生相关电视影集的毒害，患者通常认为，X光及断层扫描与核磁共振摄影可以显示明确的结果：不是确定了某个诊断，就是排除了这个诊断。不幸的是，这往往不是实情。有些解读是必要的。但即使在进行最精密的脑部影像解读后，即使是最聪颖最有经验的小儿放射科医师查看了这些影像，依然存在着模糊地带。

做核磁共振时，患者要躺在担架上，然后送入磁性非常强的圆筒状仪器中。患者在送入之前，技师必须详细地检查，确认患者体内没有任何金属——心脏起搏器或是之前受伤时留下的小片金属。房间的医疗器材也都不能含有铁制金属。否则，当磁力打开，任何这类东西都可能进入患者的身体，或在房间里乱飞。这两种情况，会造成严重的意外及伤害。

核磁共振的科学原理是水分子会受到磁能量的影响。邻近组织或者正常组织与异常组织的水含量之间的细微差别，在 MRI 上看起来都不相同。对于受过训练的眼睛，这些微小的差异就可以是诊断的依据。微小的灰色阴影可能在诊断上代表着重大的意义；但是微小的灰色阴影也可能视人解读而异。某个人的灰色，可能是另一个人的白色或黑色。近来放射科医生不再解读 X 光（或 CT 或 MRI）的片子；而是将影像数字化，在高科技的电脑工作站上检查。

等到 MRI 做完后，于里翁回到放射科，他看见："他们来回移动着光标，并且操作着荧幕上的旋钮与按键，测量图素、调整对比。那'有趣的事'就是两条视神经的强化（显示更明亮的信号）。所以我们请求眼科的协助，对方同意了，并且说送她过来，那儿有设备可以做检查。当眼科人员打电话过来报告时，你几乎可以听见他的语气就像只对着电话露齿而笑的猫咪。他告诉我们：'你知道你的病人几乎全盲吗，医生？'"

路易莎的左眼视力是 0.05 度，右眼则几乎没有视力。"好了，现在我们可以解释为什么她经常撞到东西了。但除了极差的视力，他们在视网膜检查中并没有发现任何具体的事项。他们只是觉得看起来'有趣'，但他们并没法诊断出任何特定的视力问题。"

到了下午三点左右，路易莎已经接受了非常全面的评估——神经科会诊、眼科会诊、断层扫描、核磁共振造影。她唯一欠缺的是——诊断。于里翁医生决定以还没使用的方式来检查大脑，也就是腰椎穿刺术。

首起腰椎穿刺手术是由德国一名神经科医师海因里希·昆克（Heinrich Quincke）于 1891 年所施行的。即使在当时，医学信息的传播也是非常迅速的，紧接着阿瑟·温特沃斯（Arthur Wentworth）在美国的波士顿儿童医院也施行了这项手术，对象是一位被认为大脑染结核病的两岁女童。他形容该手术："我们刺进椎管……抽出 6 毫升像蒸馏水一样的清澈液体。没有发现结核病细菌……穿刺后，孩子变得不安，在床上翻滚，抓自己的头发，还会哭嚎。脉搏升到每分钟250 下，呼吸短促，皮肤冰凉而苍白。给患者皮下注射了白兰地，增加暖气，升高床脚。情况一直持续，直到四十五分钟过后，孩子才渐渐平静。"

在检查项目里，腰椎穿刺并不受患者喜爱。尽管有温特沃斯医生可怕的经历，但实际上这是非常安全且容易完成的手术。在清洁并麻醉腰椎后，医生将针刺入患者背部。针的角度必须介于脊椎两节骨头中间，并进入蛛网膜下区，也就是脑脊液所在之处。除了其他功能，这种液体在头部受创时可以减震，并且为大脑与脊椎提供营养成分。患者必须知道，刺针是插在脊椎尾端之下几英寸处，因为腰椎穿刺术所造成的严重副作用其实非常少见。

当医生施行这项手术时，脑脊液检体（通常像水晶般清澈）会被送到实验室，检查细胞、化学组成（如蛋白质与葡萄糖值），还有是否有微生物的存在。医生也会检测髓压，因为这是直接测量颅内压的一种方式。路易莎的脑脊液清澈如水，蛋白质与葡萄糖都正常，也没有异常的细胞或细菌。但是压力值却是正常的两倍半。

"于是现在我们有了诊断，只是这个诊断又扯出另外一系列的问题。"于里翁医生回忆，"她罹患的是大脑假性肿瘤（pseudotumor cerebri），但是一个瘦骨嶙峋的小女孩患有这种疾病，本身就极不寻常。"

Pseudotumor cerebri 一词源自拉丁文，意思是"大脑的假性肿瘤"。在昆克医生施行腰椎穿刺术之后几年，他和另一位知名的德籍神经科医师马克思·农内（Max Nonne）发现了这种疾病，虽然疑似患有此疾的病案报告时间，比他们颇具开创性的工作还要早。农内的一项特殊之处在于：他是照顾俄罗斯布尔什维克革命之父列宁的四位医生之一，列宁曾经中风多次，并导致其于 1924 年死亡。昆克与农内明白，大多数病人有视乳突水肿（借助检目镜看到）伴随颅内压升高（由腰椎穿刺测量），通常都是有肿瘤、脓疮或血栓，才会有这样的结果。两位医生记录下有视乳突水肿与颅内压升高却没有明显病因（没有肿瘤、脓疮或其他原因）的病人。这些病人并没有亡故，事实上，许多人经过一段时间之后便大为改善了。

这些医生都处在断层扫描与核磁共振造影发明之前，所以只有到解剖时，才能找到这种肿块。昆克与农内注意到，有时候这些患者（通常是疑似有肿瘤却没有的年轻人）似乎是在一或多次腰椎穿刺后改善的。因为患者并不是真的有肿瘤，农内才会将其命名为"假性"大脑肿瘤。虽然这些人描述的部分病例并没有我们如今所称的假性大脑肿瘤，但许多人是有的。

这种情况的原因为何，昆克与农内不得而知，但他们假设是与脑脊液蛋白的流量有关。一个多世纪之后，医生依然不确知这个问题的成因。另一个更现代感的名称是原发性颅内高血压（idiopathic intracranial hypertension），也就是医生对于头部不明原因造成的压力的说法，还有一种说法是良性颅内高血压，意思是整体结果是好的。不管成因为何，尽管有这些现代化的说法，农内的命名直到今天依然被普遍使用着。

患有假性大脑肿瘤的患者，大多数都有视乳突水肿，但并非全部。患者通常因为头痛或颈痛去看病。有时候他们会自述有耳鸣、复视、视力减退的症状，或奇怪的短暂性视力模糊。有些人还会有恶心呕吐的情况。

假性大脑肿瘤的诊断标准包括颅内压升高的症状或现象，断层扫描（或其他大脑影像）正常，脑脊液正常（除了髓压升高），身体检查正常（除了有些眼睛状况，大多数是视乳突水肿）。在诊断上，医生必须排除大脑血管栓塞的情况，这种情况跟假性肿瘤很像（其关联也是由农内所建立）。大体来说，假性大脑肿瘤是罕见的情形，许多医生在其执业生涯中只见过一两个案例。小孩较大人少见。对这种疾病的诊断很重要，因为如果未经治疗，主要的并发症是可能导致永久性的失明。治疗方式包括用药与手术。

患有假性大脑肿瘤的病人类型很奇怪。最常见于过胖的成年女性，通常年龄介于 20 至 40 岁之间。事实上，女性个案约为男性的十倍，成人也较儿童常见。虽然在儿童的案例中，男女性别平均。但是在所有人口中，这个疾病还是算罕见的。不管在何种群体中发生，有件事是明确的：医生不知道发生的原因。在病人不合乎流行病学模式（过胖成年女性）的病例中，有许多情况都跟假性大脑肿瘤的出现有关，但即使在这些病例里，其成因还是不明。

与此相关的一种疾病是莱姆症。对于北美患有莱姆症的儿童更是如此——此症较常见于东北部。假性大脑肿瘤也跟各种抗生素（特别是四环素类）有关，也跟维生素中毒（特别是维生素 A）相关。其他药物如锂、类固醇、口服避孕药与荷尔蒙替代疗法等，都跟假性大脑肿瘤有关。其他个案还包含甲状腺异常、艾迪森病（肾上腺皮质机能不足）、狼疮、严重贫血甚至癌症。在这些例子中，只是治疗这些相关疾病，就能解决假性大脑肿瘤的问题。

"所以现在我们必须找到引起假性肿瘤的原因，"于里翁一面摇头，一面回忆着他们是如何做出诊断的，"我们又回去重新询问了药物相关的问题。她服用过任何药物吗？她有机会接触到家里其他人的药吗？家人对我们的重复提问感到有些生气。最后家人问我们：'什么可以造成这样的情况？'我们给他们一个清单，其中一项是维生素。他们似乎在'维生素'这项上停住了。他们问：'鱼油里面有维生素吗？'"

鱼肝油，如鳕鱼鱼肝油，是由鱼的器官（特别是肝）制成的营养补充品，其中含有高单位的 Ω-3 脂肪酸与维生素 A 与 D。维生素 A（或 retinol）是维持视力正常、骨质健康、神经发育与各种免疫功能非常重要的组成部分。同其他维生素一样，美国政府对其建议了每日摄取量，对于维生素 A 则用 RAE（也就是维生素活性当量，约一毫克）表示。每日 RAE 依年龄与性别而异。以路易莎的年纪，每日摄取量约 1350 RAE。大多数美国人从饮食中都能获取足够的维生素 A。比如一个胡萝卜——因富含胡萝卜素而呈橘色，所含 RAE 就超过 1000。其他橘色食物如南瓜、冬南瓜与甘薯，维生素 A 含量也都很高。每一茶匙的鳕鱼的鱼肝油则含有 1350 RAE。

第二天，奶奶带来了一瓶史密斯鱼油（Smith's Fish Emulsion），每一茶匙均含有百分之百成人所需的维生素 A 与 D。瓶身标示为每天摄取一茶匙，这也是奶奶很尽责地每天喂食路易莎的量。一个月又一个月，前后超过一年，这名五岁小孩吃下了这些维生素的每日建议摄取量——只不过那是成人的摄取量。当然，鱼油中的维生素 A 是她从日常饮食中摄取之外的补充品。

鱼油本身即是北美自由贸易协定的产物，此协定大幅放宽进口限制，使得生产大量维生素 A 与 D 供家庭使用的美国制药业必须找寻过剩产品的市场。结果找到了拉丁美洲，该地区对美国批准生产的高级医药品质的维生素有需求。最后，这些就成为拉丁美洲消费者爱用的产品，而这些产品也开始在北美拉丁人的杂货店贩售，路易莎的奶奶就是在那种地方买的。

正如其他罕见病例一样，在医学文献里也有先例可循。其中第一起是道格拉斯·莫森（Douglas Mawson）与跟他一起到南极洲探险的同事的著名故事。1912 年 11 月，莫森与贝尔格雷夫·宁尼斯(Belgrave Ninnis）及泽维尔·默茨（Xavier Merz）准备探索靠近南极的地区。12 月 14 日，发生了噩耗：宁尼斯与载着大多数食物由哈士奇拉的雪橇，一起坠入深渊毙命。默茨与莫森必须靠极少的食物回到扎营处，最后他们只得杀掉剩下的雪橇狗，并且吃掉它们。他们不只吃肉，连肝也不放过。默茨在回程时——1913 年的 1 月 8 日死亡。整一个月后，也就是 2 月 8 日，莫森才爬回营地。 研读他们探险记的人认为，莫森与默茨均因食用狗肝而产生维生素 A 中毒。默茨与宁尼斯因发现了南极洲两条大冰河并以其名命名而为后人所纪念。

因为维生素 A 属脂溶性，会大量累积于肝脏，有些人吃了太多动物肝脏（如熊、鲨鱼、海豹与牛）因而出现假性大脑肿瘤。即使是胡萝卜都与假性大脑肿瘤脱不了关系。有名患有假性大脑肿瘤的 27 岁过胖女性，她的症状通过减重计划获得缓解。但是大约六个月后，她的眼睛又开始出现视乳突水肿的情况，即使她继续成功地减重。结果是在十六个月内，她每周大约吃下 0.9—1.3 公斤的生胡萝卜。当她的血中维生素 A 检查发现高出正常值两倍后，才被确诊是维生素 A 中毒。一旦从饮食中去除了胡萝卜，就使问题得到了解决，所有的症状也都解决了。

维生素 A 中毒也发现于摄取太多维生素的儿童身上。因为维生素经过调味，口感很好，有时候他们会拿它当糖果吃。在出现假性大脑肿瘤的案例中，其血中维生素 A 值升高，尽管这个发现的原理与重要性并不清楚。

治疗假性大脑肿瘤最好的方法还不清楚，一部分是因为这个疾病还不够普遍，大型有序的研究还无法组织与执行。如果找到一个肇因，如路易莎案中的鱼油，便加以去除，但通常这是不够的。有些患者会永久失明。在因过胖造成假性大脑肿瘤的患者中，减重是很重要的。重复做腰椎穿刺也是种疗法，用以降低视神经的压力。另一种方法是使用称为乙酰唑胺的药物，这种利尿剂可用来降低眼压；有时候，也会使用其他种类的利尿剂。

还有手术治疗法，最常见的就是分流手术。在这种手术中，神经外科医生会插入带有单向压力阀的管子进入蛛网膜下区，将脑脊液导向身体的其他部位——通常是腹腔，脑脊液因此被重新吸收进入血管。压力阀被设定在一个安全值，假使脑脊液压力超过这个数值，阀门会打开，脑脊液就从大脑流进腹腔。最后一种手术则是视神经开窗法。在这种手术中，眼科医生会在环绕视神经的薄膜上做个切口。为什么这样的做法会有效不可得知，但在许多病例中确实有效。

大多数患有假性大脑肿瘤的患者会痊愈，但大约百分之十的病人会单眼失明，近乎半数有视力减退的情况产生。

当于里翁靠回椅子，回想起路易莎的个案，他说："我从这个病例中学到的是：我们四个人都是好医生，也都问了用药问题，只是没人把问题问对。最后是家人直接问：'你们在担心什么？'帮助了我们。这帮助我们导正问题，找到正确的答案。我说难懂的医学术语，很可能影响到病人的思维。现在我问问题的方式不同了，而我也更能了解患者了。过去当我询问用药问题时，经常得不到答案，可能是由于病人因为吃的不是处方药而不好意思说，也可能因为他们不认为自己吃的是药物，如药草或其他营养补充品。"

"至于路易莎，她经过了多次腰椎穿刺减压，但这只产生部分的效果，所以我们又添加了乙酰唑胺，但这也只有部分成效。接着我们加入了另一种利尿剂——利尿磺胺（furosemide）。她恢复了部分视力，但并不完全，而且偶尔还是会头痛。"不过问题被诊断出来，也遏止了视力的进一步丧失。

## 故事十五
# 好东西太多了

弗吉尼娅·帕拉佐（Virginia Palazzo）是住在马萨诸塞州贝尔蒙特(Belmont) 的一位内科医师，她并不是一个会小题大做的母亲。但1991 年春天，当她十八个月大的女儿赫丽斯塔（Christa）突然开始失去食欲时，她感到非常忧心。奇怪的是，就在同时，她似乎拿到什么液体都会把它喝光。帕拉佐也留意到，她女儿的体重没有增加。当小女孩的小儿科医师找不出不对劲的地方时，情况变得更加恼人。

"我们找不到原因。后来，小儿科医师检查了她血中钙的浓度。"

约莫同时，附近的沃特敦（Watertown），一位 58 岁的心脏科护士卢·戈德堡（Lou Goldberg）也感到身体不适。"刚开始，我以为是因为上夜班或者糖尿病的原因，"她回想，尽管她已经上夜班好多年了，糖尿病也控制得很好。她的症状不明确，且在不知不觉之间加剧——疲倦、恶心与腹部痉挛。"接着我的体重开始下降，"她说，"我差点感到高兴，因为我很矮又超重。"

到了 6 月中旬，卢的身体每况愈下，促使她去抽血检查。"人们会说，'你看起来糟透了！'同事们知道我生病了，要我去看医生。我真的觉得不太舒服；我一直觉得恶心。"

这时候她感到害怕，于是去看医生。医生为她抽了血，并对血液做了一连串的常规检查——如红白血球数、钠与钾含量、肾脏与肝功能，当然还有血糖。很多年前，医生可能会安排特定的检查，但至少是最近的几十年，许多检查归类成一组复合检查。一部分是因为设备的关系；自动化机器能用少量的血液样本做许多种检查，速度跟用旧机器做一项检查一样快（如果不是更快）。而其中一种检查也是这些套装检查中的一项，便是血中钙的浓度检查，所以戈德堡也做了这项检查。其结果（也只有这项）出乎意料，显示是高血钙症——也就是血液中钙的浓度高得惊人。

回到最基础的核心，扣除掉水，人体不过是由一堆化学成分组成。身体约三分之二的体重是水，如果是男性，比例占得更高，女性则少一些。因此，氧与氢是人体重要的化学元素，碳与氮也是。因为骨头的数量多，所以钙算是接下来按重量计最普遍的化学元素。钠、钾、磷、硫、氯、镁、碘与铁，都以微小但绝对重要的量存在着。例如，没有铁（占体重的百分之零点一），我们的红血球细胞就无法带氧。而铬、铜与锌则以更微量的单位存在于人体。但每种元素都有其存在的意义，如果身体里没有这些化学元素，我们就可能会死。

你可以列出清单，买足所有化学成分，然后添加水。有了正确的成分表与处方，你可以复制这些物质的浓缩版。但是，我们当然无法打造一个人体，一个活生生的生物，我们只会得出一堆湿的化学成分。

除了科幻小说，没有科学家知道如何将生命注入这样的实验。在过去的一个半世纪中，科学家与医生至少已经弄清楚一些比较浅略的事实。首先是克洛德·贝尔纳（Claude Bernard），这位法国人被称为生理学之父。贝尔纳生于 1813 年，少年开始涉猎写作歌舞剧与戏剧，幸好是人类之福——批评家劝阻了他继续往这方面发展，结果他在巴黎攻读医学。到了 1850 年，贝尔纳成为巴黎大学文理学院生理学系的首任系主任。该科系缺少实验室，还好法国君主拿破仑于 1864 年弥补了这个缺憾，并且在国立自然历史博物馆盖了一间实验室。

贝尔纳一项主要的成就是在 1865 年出版了《实验医学研究绪论》(*Introduction to the Study of Experimental Medicine*)。他也是第一位以严谨的方式运用科学方法的科学家。"当我们发现与先前理论抵触的事实时,我们必须接受这个事实,放弃原本的理论,即使那理论为许多名人所支持,而且广为接受。"他写道。

贝尔纳研究各种毒药的效用、胰腺在消化上的重要性,还有肝脏在维持体内葡萄糖值方面的作用。最后这个观念对我们的历史产生了冲击。贝尔纳写道:"维持恒定的内在环境,便是自由与独立生命的状况。"

在这个句子中,贝尔纳表达的是我们现在称为体内平衡(homeostasis)的生理学概念。这个名词源于希腊文的 homeo(相同之意)与 stasis(维持之意),这个词是由沃尔特·坎农(Walter B. Cannon)所创。

在其出版于 1932 年的著作《身体的智慧》(*The Wisdom of the Body*)中,坎农写道:

> 由具有最善变与最不稳定的物质组成的生物,通过某种办法,习得维持恒定不变的方式,并在可能极度纷乱的情况下维持稳定。人可能暴露于 115—128°C(或 239—261°F)的干热环境下,维持正常体温不升高。另一方面,北极的哺乳类动物,当暴露在零下 35°C(或零下 31°F)的环境下,体温也没有明显的下降。
>
> 此外,在空气极度干燥的区域,栖居的动物在维持身体的湿度上也丝毫没有困难。而在登山或飞机上,人类面临空气中的氧气减压,也没有显现缺乏氧气的严重后果。

以贝尔纳的概念为基础,坎农进一步发展出体内平衡的概念,同时描述出其四个基本论点。具体来说,他认为,首先,一定有生理学的机制去维持内在环境的恒定。他以葡萄糖浓度、体温与酸碱平衡作为例子。其次，他说，一定有些元素去改变既定状态，而另外的元素则制衡那样的改变，形成平衡。像脱水会引起血中钠含量升高，造成口渴；喝水就能止渴，并且矫正脱水的状况。他的第三个论点是，体内平衡的规则包含一些互相配合的机制，同步或接续行动。如果血糖升高，胰岛素会使其降低至正常值；如果下降，其他荷尔蒙会告诉肝脏，释放储存的糖分造成血糖上升。最后，体内平衡并非偶发或随机事件，它需要身体的组织运作。

以血中钠与钾含量为例来说明体内平衡。身体都有不同的隔间：在细胞内的隔间，钾的浓度高而钠的浓度低；而细胞外的隔间则是相反的情况。按照坎农的理论，"维持环境恒定"的生理机制，是位于细胞膜中的活跃的能量依赖泵，将钾打进细胞里，将钠送到细胞外。

身体存在着机制，以确保血中葡萄糖不会过高或过低，体温也能维持在非常小的范围内。身体体液的酸碱值，也紧密地调节。

另一个人体维持在非常小范围内的物质，便是血中钙浓度。

虽然女性经常被提醒，要补充足量钙质以避免骨质疏松持续恶化，但卢的高血钙症可不算是件好事。血中多余的钙质最终会为组织与器官所吸收，使其钙化或硬化，更糟的是，这种情况可能是各种疾病的征兆，包括癌症。

高血钙症通常会以各式各样微妙的方式宣告它的存在——如疲倦、食欲减退、体重减轻、恶心、呕吐、胃痛、尿频、便秘与抑郁。通常浓度轻微升高不会产生什么症状，这种情况，只有在包含血中钙质的例行血液检查中才会被意外发现。不过，一旦经过确认，高血钙症绝不可轻忽，它往往是潜藏的医学问题的征兆。

高血钙症最常见的原因是甲状旁腺过度活跃，通常是因良性肿瘤（称为腺肿）引起。如果腺肿引发分泌过多的甲状旁腺激素（简称

PTH），这种荷尔蒙会造成身体从骨头抽取钙质，那么血中钙浓度就会大幅攀升。

次常见的原因——特别是老年人，则是罹患癌症。癌症可能原发于乳房、前列腺、肾脏或肺部，也可能发生在身体的其他部位。这些恶性肿瘤可能会转移，也可能引起先被发现的其他症状——例如因脊椎肿瘤造成的背痛，或者因脑瘤转移造成的头痛，但有时候，高血钙症是最早被发现的唯一的线索。在高血钙症的案例中，九成是由副甲状腺过度活跃与癌症所造成。

卢·戈德堡记得自己被吓到了。"我担心究竟是什么造成了高血钙。刚开始，我并不想继续检查下去。我心想：'这也会过去的。'但这辈子第一次，我感到有点害怕。 我并不是那种碰到头痛就担心患了大脑肿瘤的人。我根本是百分之百相反的人，但这一次，我真的有些担心。"

幸运的是，卢的这两个可能原因的检查皆呈阴性，这让她的医生困惑不解。但医生不知道的是，在波士顿市区还有为数不少的类似病例发生。结果，十八个月大的赫丽斯塔与 58 岁的卢·戈德堡的个案奇妙地联结在了一起。

这种现象的报告刚开始是分散的，并开始浮上麦克尔·哈利克（Michael Holick）医师的台面，哈利克是波士顿大学医学院全球知名的维生素 D 与钙质代谢专家。随着时间的流逝，愈来愈多的病例报告出现。就像戈德堡的例子，其他病人的 PTH 检测值总是正常；而癌症检查也都是阴性。要记得，上述两种原因只占高血钙症的百分之九十。还有另外百分之十的其他原因。在哈利克医师知道的前八个案例中，有两个是在波士顿院内分泌联合会议上分别提出的。两位都有无法解释的维生素中毒。其他六例则是因为被转诊到参加会议的内分泌科医师那里才被知悉。

这些病例有些是成人，有些是小孩。这排除了副甲状腺问题或肿瘤的原因。这些病人的转诊医生检查并排除了这些原因，送交哈利克医生的报告中显示，病人的维生素 D 与钙含量均偏高。这就是关联之处！维生素 D 过量（虽然比较少见）也是另一个造成高血钙症的原因。但是，原因何在？

维生素是身体进行某些新陈代谢所需的有机物质，通常极微量。近现代以前，人类的饮食一直是维生素的唯一来源，当然，也没有补充品。通过经验的积累，通常是因为缺乏维生素的自然实验，医生明白了维生素的重要性。因此，古埃及人知道，食用肝脏（富含维生素 A）可以治疗眼盲。18 世纪的英国医生詹姆斯·林德（James Lind）观察到皇家海军的水手患的坏血症，可以通过多吃柑橘类水果（因此柑橘类又为"英国水手"之雅号）加以预防。

"维生素"一词，来自波兰生化学家卡齐米日·丰克（Kazimierz Funk）的命名，他认为这些化学元素源自于"氨"（ammonia）或"胺"（amines），且是"必要的胺"（vital amines，vital 是必要之意）。稍后发现，这些元素根本不是胺，才去掉了 e 的字尾，但这个字就这么保留下来了。

软骨症是自古以来就为人知的疾病。病名的来源不得而知，但希腊字 rachitis 的意思是脊椎发炎，因为很接近，科学家就用它来代表软骨症。此疾是骨头软化，造成经常骨折与严重畸形，最常见于儿童。最早的明确描述可回溯到 1650 年的英国。虽然当时成因还不明确，但这种疾病颇为常见。近两百年来，这方面少有进展。

到了 1800 年晚期，软骨症出现地域性，特别是居住在美国与欧洲北部城市的孩子。理论（但不是事实）跟成因一样多。是饮食造成的？或是因为卫生条件差？是缺乏运动或日晒造成的吗？1889 年，英国科学家约翰·布兰德—萨顿（John Bland-Sutton）展示了伦敦动物园只喂食无骨红肉的幼狮所出现的严重软骨症。他发现，在其饮食中增加碎骨与鳕鱼鱼肝油，就可以治疗这些幼狮。

英国医生爱德华·梅兰比（Edward Mellanby）于 1919 年明确地表明，饮食在治疗软骨症上扮演着重要的角色。美国营养学家埃尔默·麦科勒姆（Elmer McCollum）于 1922 年开始一长串的实验，并在可预防软骨症的饮食中发现了一种物质。它似乎与维生素 A 相关，却又明显不同。因为维生素的命名是按照英文字母排序的，且因维生素 A、B 与 C 都被发现了，所以麦科勒姆就把这种新物质命名为维生素 D。

有一件事是明确的：含有维生素 D 的鳕鱼鱼肝油，可以治疗软骨症。

但这只是拼图一角。软骨症似乎在冬天比较普遍，偏北的纬度比热带较常发生。肤色较暗的孩子又比肤色较浅的孩子容易受到影响。单纯的饮食缺乏并没法解释这些事实。有些研究人员认为，软骨症的季节性与儿童曝晒日光有关。第一次世界大战后，维也纳进行了一项缜密控制的实验，哈丽雅特·奇克（Harriet Chick）医生明确地证明，日晒可以预防或治疗软骨症。

稍后证明，不仅是阳光，紫外线也可以治疗软骨症。19 世纪晚期，由全世界好几个团队所做的实验显示，紫外线可以启动皮肤里的一种化学成分，合成维生素 D。维生素 D 过少会造成软骨症，不管是饮食中欠缺还是日晒不足，抑或两者。

1930 年，因为这些发现，美国乳品业开始在牛奶中添加维生素 D。这种公共卫生的干预措施，大幅降低软骨症的发生，所以现在软骨症在美国极为罕见。

但就像生命中的每件事情一样，有时候好东西太多也会产生麻烦。

所以现在哈利克必须弄清楚第二块拼图：是什么造成维生素 D 过量？只有几种可能性：日晒过多，饮食中摄取过多的维生素 D（可能是来自鳕鱼鱼肝油或吃了太多油腻的鱼），或者吃了太多维生素补充品。

他立即排除了过度日晒的假设——这些个案都发生在新英格兰，即使在位于热带的救生员，也不曾因为日晒而出现维生素 D 过量的情形。

哈利克与其同事向确认的八名患者寄出详细的问卷。"瞧！"哈利克回想，"他们每个人都喝牛奶。"最后一块拼图现在整齐且（对这类的调查）快速地就位。这些患者不仅喝大量的牛奶，且他们的牛奶都来自位于马萨诸塞州沙伦克雷森特山的同一家乳品厂，这家小型的家庭乳品厂供乳给波士顿市区二十八个乡镇约一万一千名顾客。

这时马萨诸塞州公共卫生部门展开了全方位的调查。首先，命令克雷森特山乳品厂停止在产品中添加维生素 D。1991 年 7 月 3 日，该部门向当地医生、卫生局及克雷森特山的客户发出通知。建议自1991 年 1 月起饮用该乳品厂牛奶的民众，做钙与维生素 D 的血液检查。这封信是这样写的：

> 当局注意到，过量的维生素 D 被添入克雷森特山乳品厂的部分牛奶（制品）中。该乳品厂非常配合，并参与到我们解决此问题的努力中。维生素 D 是牛乳非必需的添加品，自从发现此问题后，乳品厂已停止添加……
>
> 因为症状模糊，因此我们建议，任何自 1991 年 1 月 1 日起饮用克雷森特山乳品厂牛奶的人，与其医疗院所联系，做钙质的血液检查。请携带此通知书到你的医疗院所。
>
> 如果你的钙含量偏高，则需要做进一步的医学评估。

当地媒体很快就报道了这则新闻，要求地区化验室做血液检查的民众蜂拥而至。服务乳品厂客户所在社区的牛顿韦尔斯利医院 (Newton Wellesley Hospital) 的化验室门庭若市。化验室的负责人说："有全家人带着（从公共卫生部门发出的）通知书来的。许多人感到很焦虑。我们通常一天会帮一百位门诊病人抽血，但是 7 月 4 日的那个周末，我们就做了超过 250 名。即使不是该乳品厂的顾客也要求抽血。"在那两个礼拜间，抽血的 1000 名病人中，只有 15 位血钙偏高；在另一家邻近的医院里，630 名抽血者中有 4 名呈阳性。

联邦法令指出，每一夸脱牛奶里，应该含有 400 国际单位（10 毫克）的维生素 D。因维生素 D 过量而中毒的病例相当罕见，但它确实发生过。1981 年圣诞节前夕，一个苏格兰家庭成员全生病了。父母跟四个小孩都出现恶心、呕吐与极度口渴的症状。三位年纪较大的孩子——是男孩，情况最严重；十一岁那位刚开始需要住院，最初的诊断是"食物中毒"。他的两位兄长在接下来的四十八小时也需要住院。医生觉得奇怪的是，尽管他们都脱水，但血压却升高而不是下降。

接着医生发现，每个人的血钙浓度都偏高。他们十七个月大的妹妹与双亲也是。他们的 PTH 值偏低，维生素 D 值偏高。显示家里的某种东西让他们维生素 D 中毒。血钙快速下降，但维生素 D 却花了数个月才下降，一方面是因为这是一种脂溶性的维生素（这有助于解释，为什么夏天的日晒可以使维生素值升高，并持续数个月直到秋冬）。父亲的维生素 D 值高峰到达每毫升十亿分之 1287 克，几乎是正常值上限（50）的 25 倍。尽管详细地检查过房子，公共卫生部门并没有发现肇因的食物。

另一桩案例中，有位健康的西班牙小孩因为便秘与腹痛进了急诊室。虽然血压偏高，但在其他检查结果正常后，就出院了。因为症状持续，第二天她的母亲又带他过来。再次，除了血压偏高外，一切体检正常，但这一次，医生做了血液检查。那男孩的血钙偏高，约每十分之一毫升 14.4 毫克。

在问诊时，医生发现，他的母亲给他吃一种叫做洛克菲罗（Raquiferol）的维生素 D 补充品，一般是在拉丁美洲贩售，但在美国的杂货店也买得到。建议摄取量是每天两滴，但母亲却给那孩子每天一安瓿，连续四天。每一安瓿含有 60 万国际单位。学步儿童足够的摄取量是每天 200 国际单位；那孩子的摄取量已是建议量的 3000 倍。他是严重的维生素 D 中毒，同时是严重的高血钙症。住院两周后，他复原了，所幸没有后遗症。

另一个奇怪的案例，一只一岁大的狗，是只 19 磅的哈巴狗，因为主人的药物而中毒。狗主使用类似维生素 D 的药膏来治疗身上的牛皮癣。那只狗很习惯舔主人的皮肤，很显然是喜欢那药膏的味道。有一天狗的主人不慎没盖上药膏，狗儿就把软管里剩下的药吃光了。四十八小时内，狗开始吐血，且似乎显得很疲倦。尽管经过治疗，狗还是因为严重的高血钙症死亡。

当哈利克与其他调查人员检测牛奶时，结果令他们大吃一惊。克雷森特山在 1991 年 4 月贩售的全脂牛奶，所含的维生素 D 每夸脱高达 232565 国际单位——约是可接受值的 600 倍。但是两个月后（也就是 6 月份）出产的牛奶的维生素 D 含量却几乎检测不出来。脱脂与低脂奶粉维生素 D 含量，则超出建议量的 75 至 150 倍。

有关部门还不确定到底发生了什么事。乳品厂员工加入牛奶的维生素 D 浓缩液是维生素 $D_2$，标示着每毫升含量为 400000 国际单位。但当哈利克检验浓缩液时却发现，它似乎是维生素 $D_3$。刚开始，这样的发现差点让研究人员离题。不是实验室所做的测试有误，就是乳品厂使用的维生素 $D_2$ 有误。但另一个可能性是，根本不是乳品厂的错。

哈利克相信，问题的根源在于乳品厂。最后，在重复检测后，他证明了添加物是维生素 $D_3$，他将检体送到国立健康协会（National Institutes of Health）用质谱仪（mass spectrophotometry）检测，确认了这个发现。原来是制造商——位于纽约的弗里曼工业公司错标了产品。在中毒这件事上，错误标示还不是大问题（虽然维生素 $D_3$ 比 $D_2$ 强三倍），而是所有这些错误全加在一起。更重要的是，如此一来，延宕了调查的时间长达几个月。

最值得注意的是，在克雷森特山，高倍浓缩的维生素溶液是以手工加入的（如同美国半数的乳品厂）；调查人员揣测，超高剂量很可能只是人为因素所造成。

最后，赫丽斯塔与卢·戈德堡的神奇症状开始有了意义，因为他们俩都是克雷森特山的顾客。

"我担心我的孩子会有成长上的问题或者肾脏受损。"弗吉尼娅说。幸好，这样的担心并没有发生。"要让八岁大的孩子和十八个月大的孩子，一整个夏天都远离太阳或擦防晒保护剂并不容易，但是你会尽其所能。"帕拉佐说。

卢·戈德堡也松了口气。"我没办法喝很多甜的汽水与果汁，因为我有糖尿病。"她解释道，"我对甜味剂过敏，所以也没办法喝代糖汽水，我也不喜欢咖啡或茶。所以我一直很喜欢牛奶。我喝得可多了。有些人喝酒上瘾；我则是喝许多许多的牛奶，但现在必须减少摄取量，所以我照做了。"

究竟有多少人经历过高血钙症的症状不得而知，但数字可能低报，因为有少部分的人经过检查，其实钙浓度是偏高的。

克雷森特山事件促使全国上下重新评估牛奶加工处理与检验的行动。

稍后不久，哈利克检查了其他牌子的牛奶，并在五个位于东部的州的各家乳品厂与超市购买了四十二种样品。他的首批调查结果，发表于《新英格兰医学期刊》，令人感到不安。在四十二种标示"维生素 D 营养强化"的品牌中，百分之八十超出可接受的范围。百分之六十二含有维生素 D 不足（有些甚至不含），这可能对小孩与老人有害，因为他们许多人均倚靠牛奶作为日常必需品。其他的则是含有过量维生素 D（虽然没有任何一家高于克雷森特山乳品厂）。

他同时检验了国内五家供应婴儿食品的供应商。所有产品的维生素 D 含量均超过标示的百分之一百五十（1.5 倍）。虽然没有发现危及性命的过量事件，但这个研究显示，错误是多么不容易被发现。

在牛奶中添加维生素 D 并非强制性的，但大多数乳品厂皆会强化其产品的营养成分。有添加的产品被要求必须加以标示。规定的量是每夸脱可含 400IU，但是法令容许 1.4 倍的误差范围。

如果牛奶跨州销售，那么监测维生素 D 数值与其他安全问题（如细菌感染），就在 FDA 的管辖之下。像克雷森特山这样的小乳品厂只在州内销售其产品，因此不受联邦管辖，但他们应该每年检验牛奶两次，以确保维生素 D 含量符合 FDA 制定的标准。

预算的削减影响了 FDA 妥善检验牛奶的能力。针对这次事件，1991 年 7 月 21 日的《波士顿环球报》（*Boston Globe*）报道：

> FDA 只有 23 人负责全国性的牛奶安全事宜，是从十年前的 33 人裁减下来的。在过去八年，监管新英格兰系统的人员已经换手五次。最后一个接手的人上周离职了。联邦当局负责监管近千家乳品厂与 15 万座农场。
>
> 与 FDA 共同分担责任的州政府陷入预算危机，也裁减了牛奶检验人员。在过去两年，新英格兰各州将检验员人数削减掉超过三分之一——高达 35 人。依据 FDA 的说法，六个州中有四个州没有执行检验，否则应该可以查出（克雷森特山）问题，虽然联邦法令要求他们做到。

在同一篇文章中，马萨诸塞州公共卫生部门食品与药物处提到检验的问题，"我们已经几年没做了。我们没有（人手）。"

尽管爆发了维生素 D 中毒事件，在牛奶中添加维生素依然相当重要。在英国，1956 年，英国小儿科学会发现，两年间发生了 204 起维生素中毒的高血钙症。这样一来，中断了英国在牛奶中添加维生素 D 强化营养的计划。但当软骨症因而产生后，这样的做法很快又废止了。此外，这些个案显示，因为受益者的介入，这些措施必须明智且谨慎地执行。

如同上述，克雷森特山的个案清楚地显示出维生素 D 过量潜在的毒性。哈利克与其他专家敦促，乳品厂运用先进测量与质监技术，而监管部门必须例行检查强化营养产品中的维生素 D 含量，施行监管作用。即使是简单的质保措施，也可能显示出严重的问题。如果乳品厂正确地添加补充物，每年使用的维生素浓缩液应该少于三瓶。但依据马萨诸塞州官员所述，克雷森特山 1989 年用掉 55 瓶，1990 年则用掉 85 瓶。

在克雷森特山事件中，第一件被确认的个案与最后一起，相距时间约一年，但在事件爆发之前，该乳品厂已经在牛奶中添加过量的维生素 D 长达两年之久。将整件事串在一起，一部分是因为偶然，另一部分则与波士顿医生的合作精神有关。哈利克与其同事在有关此事件的医学报告中写道："这个研究显示，在医院或跨院会议中讨论似乎没有解答的个案，相当重要。就是在这样的论坛中，串联的线索很可能会出现。想在这些案例中找寻共通的传播媒介，导向回顾每位患者的饮食细节（运用问卷），没有任何一个案例食用了不寻常种类或分量的食物。但是，所有患者皆饮用来自同一个乳品厂的牛奶。"如果不是这样的会议，可能会有更多人受到影响，有些则可能产生更糟的后果。

事实上，一位来自马萨诸塞州诺伍德（Norwood）的 72 岁妇女，长期住院并死亡，虽然是否真是因为高血钙症不可得知。至于卢·戈德堡，大幅降低牛奶的使用，到了 1991 年 8 月，她觉得再正常不过了。同样的，帕拉佐的小孩最后也没事了。小孩与戈德堡的后续追踪血钙浓度都正常，幸运的是，她们没有后续的副作用。

# 参考案例

Some of the pieces in this book were previously published in shorter forms and, in some cases, under different titles. The chapters that first appeared in *Boston Magazine* are "A Study in Scarlet" (June 1989, under the title "Something Fishy"), "An Airtight Case" (September 1989), "Feeling His Oats" (January 1990), "The Case of the Wide-Eyed Boy" (May 1990), and "The Case of the Overly Hot Honeymoon" (October 1990, under the title "The Woman Who Ate Too Much"). Those that appeared in *Ladies' Home Journal* are "The Deadly Dinner Party" (May 1990, under the title "The Case of the Deadly Dinner Party"), "The Baby and the Bathwater" (February 1991, under the title "The Case of the Careful Babysitter"), "Too Much of a Good Thing" (September 1992), "The Case of the Unhealthy Health Food" (February 1993), "The Forbidden Fruit" (October 1994, under the title "The Case of the Fallen Fruit"), and "Rubbed the Wrong Way" (November 1994, under the title "The Case of the Peculiar Pimples").

## 故事一　死亡晚餐派对

"Botulism Poisoning Case Prompts Garlic-Oil Warning." *Kingston (N.Y.) Freeman*, March 1, 1989.

Burros, Marian. "Eating Well." *New York Times*, May 3, 1989.

Centers for Disease Control and Prevention (CDC). "Botulism from Fresh Foods: California." *Morbidity and Mortality Weekly Report (MMWR)* 34 (1985): 156–57.

Centers for Disease Control and Prevention (CDC). "International Outbreak of Type E Botulism Associated with Ungutted, Salted Whitefish." *Morbidity and Mortality Weekly Report (MMWR)* 36 (1987): 812–13.

Centers for Disease Control and Prevention (CDC). "Type B Botulism Associated with Roasted Eggplant in Oil: Italy 1993." *Morbidity and Mortality Weekly Report*

*(MMWR)* 44 (1995): 33–36.

Centers for Disease Control and Prevention (CDC). "Wound Botulism Among Black Tar Heroin Users—Washington 2003." *Morbidity and Mortality Weekly Report (MMWR)* 52 (2003): 885–86.

Charnow, Jody. "Stricken Trio Beats the Odds." *Kingston (N.Y.) Freeman,* February 28, 1989.

Christie, A. B., ed. *Infectious Diseases: Epidemiology and Clinical Practice.* 2nd ed. Edinburgh: Churchill Livingstone (1974), chapter 6.

Consumer Affairs. "Castleberry Botulism Recall Expanded." http://www.consumer affairs.com/news04/2007/07/botulism_recall.html (accessed December 2007).

"Death in Cans." *Time Magazine,* July 19, 1971.

Erbguth, F. J. "From Poison to Remedy: The Chequered History of Botulinum Toxin." *Journal of Neural Transmission* 4 (2007): 559–65.

Erbguth, F. J., and M. Naumann. "Historical Aspects of Botulinum Toxin: Justinus Kerner (1786–1862) and the 'Sausage Poison.'" *Neurology* 53 (1999): 1850–53.

"FDA Issues Botulism Warning." *Kingston (N.Y.) Freeman,* March 7, 1989.

Food Poison Blog. "Castleberry's Botulism Outbreak Update." http://www.food poisonblog.com/2007/10/articles/foodborne-illness-outbreaks/castleberrys-botulism-outbreak-update.html (accessed December 2007).

Horwitz, M. A., J. M. Hughes, M. H. Merson, and E. J. Gangarosa. "Food-Borne Botulism in the United States, 1970–1975." *Journal of Infectious Diseases* 136 (1977): 153–59.

Hougherty, Gary A., and Charles A. Kaysner. "Incidence of *Clostridium botulinum* Type E in Alaskan Salmon." *Applied Microbiology* 18 (1980): 950–51.

Hughes, J. M., et al. "Clinical Features of Types A and B Food-Borne Botulism." *Annals of Internal Medicine* 95 (1981): 442–45.

Jankovic, J., and M. F. Brin. "Therapeutic Uses of Botulism Toxin." *New England Journal of Medicine* 324 (1991): 1186–94.

MacDonald, K. L., et al. "Type A Botulism From Sautéed Onions." *Journal of the American Medical Association* 253 (1985): 1275–78.

New York State Department of Public Health. Food-Borne Illness Summary Report. February 21, 1989. Investigator: Brian Devine of the Ulster County Health Department.

Reynolds, Hugh. "Mario: Get off SUNY's Case." *Times Herald-Record* (Middletown, N.Y.), March 5, 1989.

Reynolds, Hugh. "Party Conflict in Kingston." *Times Herald-Record* (Middletown, N.Y.), March 15, 1989.

Reynolds, Hugh. "Some Food for Thought." *Times Herald-Record* (Middletown,

N.Y.), March 1, 1989.

St. Louis, M. E., et al., "Botulism from Chopped Garlic: Delayed Recognition of a Major Outbreak." *Annals of Internal Medicine* 108 (1988): 363–67.

Souayah, N., et al. "Severe Botulism After Focal Injection of Botulinum Toxin." *Neurology* 67 (2006): 1855–56.

State of Alaska, Department of Health and Social Services. "Botulism in Alaska: A Guide for Physicians and Health Care Providers—1998 Update." http://www.epi.hss.state.ak.us/pubs/botulism/bot_05.htm (accessed November 2007).

Sterba, James P. "The History of Botulism." *New York Times*, April 28, 1982, Health section.

"Three Remain in Intensive Care with Symptoms of Food Poisoning." *Kingston (N.Y.) Freeman*, February 26, 1989.

## 故事二　玛丽所到之处

"The Aberdeen Typhoid Outbreak." *British Medical Journal* 2(5425) (December 26, 1964): 1652–54.

Birkhead, Guthrie S., et al. "An Outbreak of Typhoid Fever Associated with a Resort Hotel in New York State." (Health) report PA #89–55 (1989): 1–12.

Birkhead, Guthrie S., et al. "Typhoid Fever at a Resort Hotel in New York: A Large Outbreak with an Unusual Vehicle." *Journal of Infectious Diseases* 167 (1993): 1228–32.

Bollet, Alfred J. "Lessons from Medical History: And Everywhere That Mary Went." *Resident and Staff Physician* 29 (1993): 101–8.

Bonn, D. "Typhoid Carriers Key to Global Transmission." *Lancet Infectious Diseases* 7 (2007): 14–15.

Burns, M. C. "Typhoid Is Traced to Orange Juice." *Syracuse Herald-Journal*, July 25, 1989.

Christie, A. B. *Infectious Diseases: Epidemiology and Clinical Practice.* 2nd ed. Edinburgh: Churchill Livingston (1974), chapter 3, "Typhoid and Paratyphoid Fevers."

Diack, Leslie, and David Smith. "Sensationalism and Secrecy: The Aberdeen Typhoid Outbreak, 1964." *History Scotland Magazine: Scottish History and Archaeology*, http://www.historyscotland.com/features/aberdeentyphoid.html (accessed November 2007).

Dixon, B. "Anderson's Insight into Aberdeen Mystery." *Lancet Infectious Diseases* 6 (2006): 322.

Feldman, R. E., et al. "Epidemiology of *Salmonella typhi* Infection in a Migrant Labor Camp in Dade County, Florida." *Journal of Infectious Diseases* 130 (1974): 334–42.

Gonzalez-Cortes, A., et al. "Bottled Beverages and Typhoid Fever: The Mexican

Epidemic of 1972–1973." *American Journal of Public Health* 72 (1982): 844–45.

Hirsch, Melanie. "County Leads State in Typhoid with Case No. 6." *The Post-Standard* (Syracuse, N.Y.), August 1, 1989.

Hirsch, Melanie. "Eight Develop Symptoms of Typhoid Fever." *The Post-Standard* (Syracuse, N.Y.), July 13, 1989.

Hirsch, Melanie. "Firefighters Bring Typhoid Fever Back From Convention." *The Post-Standard* (Syracuse, N.Y.), July 13, 1989.

Hirsch, Melanie. "Typhoid Fever Spreads in Central New York." *The Post-Standard* (Syracuse, N.Y.), July 14, 1989.

Hoffman, T. A., et al. "Waterborne Typhoid Fever in Dade County, Florida." *American Journal of Medicine* 59 (1975): 481–86.

Leavitt, Judith Walzer. *Typhoid Mary.* Boston: Beacon, 1997.

Mermin, Jonathan H., et al. "Typhoid Fever in the United States: 1985–1994." *Archives of Internal Medicine* 158 (1998): 633–38.

Moorhead, Robert. "William Budd and Typhoid Fever." *Journal of the Royal Society of Medicine* 95 (2002): 561–64.

Nelis, Karen. "Two More Local Cases of Typhoid Diagnosed." *The Post-Standard* (Syracuse, N.Y.), July 25, 1989.

Olsen, J. S., et al. "Outbreaks of Typhoid Fever in the United States, 1960–1999." *Epidemiology of Infections* 130 (2003): 13–21.

Ryan, C. A., N. T. Hargrett-Bean, and P. A. Blake. "*Salmonella typhi* Infections in the United States: 1975–1984." *Review of Infectious Diseases* 11 (1989): 1–8.

Smith, Amber. "First Typhoid Outbreak This Decade." *Syracuse Herald-Journal,* July 20, 1989.

Smith, Amber. "Outbreak of Typhoid Could Be Disastrous." *Syracuse Herald-Journal,* July 13, 1989.

Smith, Amber. "Typhoid Fever in Second Wave of Its Spread." *Syracuse Herald-Journal,* August 1, 1989.

Smith, David. "History and Policy Paper: Lessons for Food Safety Policy from the Aberdeen Typhoid Outbreak in 1964." *History and Policy: Connecting Historians, Policymakers, and the Media,* http://www.historyandpolicy.org/papers/policy-paper-32.html (accessed November 2007).

Taylor, A., A. Santiago, A. Gonzalez-Cortez, and E. J. Gangarosa, et al. "Outbreak of Typhoid Fever in Trinidad in 1971 Tracked to a Commercial Ice Cream Product." *American Journal of Epidemiology* 100 (1974): 150–57.

Taylor, D. N., R. A. Pollard, and P. A. Blake. "Typhoid in the United States and the Risk to the International Traveler." *Journal of Infectious Diseases* 148 (1983): 599–602.

"Two Local Firemen Catch Typhoid Fever at State Convention." *Syracuse Herald-Journal*, July 12, 1989.

## 故事三 婴儿与洗澡水

Arai, T., et al. "A Survey of *Plesiomonas shigelloides* from Aquatic Environments, Domestic Animals, Pets, and Humans." *Journal of Hygiene (London)* 84 (1980): 203–11.

Blake, P. A. "Vibrios on the Half Shell: What the Walrus and the Carpenter Didn't Know." *Annals of Internal Medicine* 99 (1983): 558–59.

Blake, P. A., et al. "Cholera—A Possible Endemic Focus in the United States." *New England Journal of Medicine* 302 (1980) 305–9.

Brenden, R. A., M. A. Miller, and J. M. Janda. "Clinical Disease Spectrum and Pathogenic Factors Associated with *Plesiomonas shigelloides* Infections in Humans." *Review of Infectious Diseases* 10 (1988): 303–16.

Centers for Disease Control and Prevention (CDC). "Aquarium-Associated *Plesiomonas shigelloides* Infection—Missouri." *Morbidity and Mortality Weekly Report (MMWR)* 38 (1989): 617–19.

Centers for Disease Control and Prevention (CDC). "Cholera in Louisiana—Update." *Morbidity and Mortality Weekly Report (MMWR)* 35 (1986): 687–88.

Centers for Disease Control and Prevention (CDC). "Toxigenic Vibrio Cholera 01 Infections—Louisiana and Florida." *Morbidity and Mortality Weekly Report (MMWR)* 35 (1986): 606–7.

Chomel, Bruno B. "Zoonoses of House Pets Other than Dogs, Cats, and Birds." *Pediatric Infectious Disease Journal* 11 (1992): 479–87.

Clark, R. B., P. D. Lister, L. Arneson-Rotert, and J. M. Janda. "In vitro Susceptibilities of *Plesiomonas shigelloides* to 24 Antibiotics and Antibiotic Beta-Lactamase Inhibitor Combinations." *Antimicrobial Agents and Chemotherapy* 34 (1990): 159–60.

Davis, W. A. 2nd, J. H. Chretien, V. G. Garagusi, and M. A. Goldstein. "Snake-to-Human Transmission of *Aeromonas shigelloides* Resulting in Gastroenteritis." *Southern Medical Journal* 71 (1978): 474–76.

Fischer, K., et al. "Pseudo-Appendicitis Caused by *Plesiomonas shigelloides.*" *Journal of Clinical Microbiology* 26 (1988): 2675–76.

Holmberg, S. D., et al. "*Plesiomonas* Enteric Infections in the United States." *Annals of Internal Medicine* 105 (1986): 690–94.

Ingram, C. W., A. J. Morrison Jr., and R. E. Levit. "Gastroenteritis, Sepsis, and Osteomyelitis Caused by *Plesiomonas shigelloides* in an Immuno-Competent Host: Case Report and Review of the Literature." *Journal of Clinical Microbiology* 25

(1987): 1791–93.

Kain, K. C., and M. T. Kelly. "Antimicrobial Susceptibility of *Plesiomonas shigelloides* from Patients with Diarrhea." *Antimicrobial Agents and Chemotherapy* 33 (1989): 1609–10.

Kain, K. C., and M. T. Kelly. "Clinical Features, Epidemiology, and Treatment of *Plesiomonas shigelloides* Diarrhea." *Journal of Clinical Microbiology* 27 (1998): 998–1001.

Lewbart, Greg. "Ask the Expert." *NOVA Science Now*, http://www.pbs.org/wgbh/nova/sciencenow/3214/04-ask.html (accessed December 2007).

Pathak, Ambadas, Joseph R. Custer, and Josef Levy. "Neonatal Septicemia and Meningitis Due to *Plesiomonas shigelloides*." *Pediatrics* 71 (1983): 389–91.

Paul, R., A. Siitonen, and P. Kèrkkèinen. "*Plesiomonas shigelloides* Bacteremia in a Healthy Girl with Mild Gastroenteritis." *Journal of Clinical Microbiology* 28 (1990): 1455–56.

Pavia, A. T., et al. "Cholera from Raw Oysters Shipped Interstate." *Journal of the American Medical Association* 258 (1987): 2374.

Reinhardt, J. F., and L. George. "*Plesiomonas shigelloides*-Associated Diarrhea." *Journal of the American Medial Association* 253 (1985): 3294–95.

Roth, T., C. Hentsch, P. Erard, and P. Tschantz. "Pyosalpinx: Not Always a Sexually Transmitted Disease? Pyosalpinx Caused by *Plesiomonas shigelloides* in an Immuno-Competent Host." *Clinics in Microbiology and Infection* 8 (2002): 803–5.

Sanyal, D., S. H. Burge, and P. G. Hutchings. "Enteric Pathogens in Tropical Aquaria." *Epidemiology and Infection* 99 (1987): 635–40.

"Two Cases of Continuous Ambulatory Peritoneal Dialysis-Associated Peritonitis Due to *Plesiomonas shigelloides*." *Journal of Clinical Microbiology* 42 (2004): 933–35.

University of Victoria Aquatic Disease Zoonoses Prevention, statement ratified November 2, 2005. http://carc.ucsc.edu/Health%20and%20Safety/Zoonosis/Fish%20Zoonosis.html, http://depts.washington.edu/rubelab/occupational%20health/zoofish.html (accessed December 2007).

Washington State Board of Health. "Zoonotic Diseases and Exotic Pets: A Public Health Policy Assessment." April 2006.

Woo, Patrick C. Y., Susanna K. P. Lau, Samson S. Y. Wong, and Kwok-Yung Yuen. "Zoonotic Disease Potentials of Tropical Fish." http://depts.washington.edu/rubelab/occupational%20health/zoofish.html (accessed December 2007).

## 故事四　都是海绵惹的祸

Agger, D. A., and A. Mardan. "*Pseudomonas aeruginosa* Infections of Intact Skin." *Clinical Infectious Diseases* 20 (1995): 302–8.

Berrouane, Y. F., et al. "Outbreak of Severe *Pseudomonas aeruginosa* Infections Caused by a Contaminated Drain in a Whirlpool Bathtub." *Clinical Infectious Diseases* 31 (2000): 1331–37.

Bottone, E. J., and A. A. Perez. "*Pseudomonas aeruginosa* Folliculitis Acquired Through Use of a Contaminated Loofah Sponge: An Unrecognized Potential Public Health Problem." *Journal of Clinical Microbiology* 31 (1993): 480–83.

Bottone, E. J., A. A. Perez 2nd, and J. L. Oeser. "Loofah Sponges as Reservoirs and Vehicles in the Transmission of Potentially Pathogenic Bacterial Species to Human Skin." *Journal of Clinical Microbiology* 32 (1994): 469–72.

Bottone, E. J., et al. "Exfoliative Devices: Clandestine Role in the Transmission of Bacterial Pathogens to Human Skin." *Clinical Microbiology Updates* 5(3) (1994): 1–4.

Centers for Disease Control and Prevention (CDC). "An Outbreak of *Pseudomonas* folliculitis Associated with a Waterslide—Utah." *Morbidity and Mortality Weekly Report (MMWR)* 32 (1983): 425–27.

Centers for Disease Control and Prevention (CDC). "*Pseudomonas dermatitis/folliculitis* Associated with Pools and Hot Tubs—Colorado and Maine." *Morbidity and Mortality Weekly Report* 49 (2008): 1087–91.

Crnich, Christopher J., Barbara Gordon, and David Andes. "Hot Tub Associated Necrotizing Pneumonia Due to *Pseudomonas aeruginosa*." *Clinical Infectious Diseases* 36 (2003): e55–57.

Frenkel, L. M. "*Pseudomonas* Folliculitis from Sponges Promoted as Beauty Aids." *Journal of Clinical Microbiology* 31 (1993): 2838–39.

Gustafson, T. L., J. D. Band, R. H. Hutcheson Jr., and W. Schaffner. "*Pseudomonas* Folliculitis: An Outbreak and Review." *Review of Infectious Diseases* 5 (1983): 1–8.

Hewitt, David J., David A. Weeks, Glen C. Milner, and Gail R. Huss. "Industrial *Pseudomonas* Folliculitis." *American Journal of Industrial Medicine* 49 (2006): 895–99.

Highsmith, A. K., P. N. Le, R. F. Khabbaz, and V. P. Munn. "Characteristics of *Pseudomonas aeruginosa* Isolated from Whirlpool and Bathers." *Infection Control* 6 (1985): 407–12.

Hillier, Andrew, Jessica R. Alcorn, Lynette K. Cole, and Joseph Kowalski. "Pyoderma Caused by *Pseudomonas aeruginosa* Infection in Dogs: 20 Cases." *Veterinary Dermatology* 17 (2006): 432–39.

Hoadley, A. W., Gloria Ajello, and Nola Masterson. "Preliminary Studies of Fluorescent Pseudomonas Capable of Growth at 41 Centigrade in Swimming Pool Waters." *Applied Microbiology* 29 (1975): 527–31.

Hoang, T. L. "Culturing Microorganisms from Kitchen Sponges: A Goal to Increased Awareness of Hygiene." Senior independent project, research tutorial HAS 490 (Medical Technology Program, State University of New York at Stony

Brook), June 2, 1993.

Jacobson, J. A., A. W. Hoadley, and J. J. Farmer 3rd. "*Pseudomonas aeruginosa* Serogroup 11 and Pool-Associated Skin Rash." *American Journal of Public Health* 66 (1976): 1092.

Kappers, M. H., Johan M. van der Klooster, Rob J. Th Ouwendijk, and Ad Dees. "Community Acquired Necrotizing Fasciitis Due to *Pseudomonas aeruginosa*." *Intensive Care Medicine* 32 (2006): 1093–94.

Kush, B. J., and A. J. Hoadley. "Preliminary Survey of the Association of *Pseudomonas aeruginosa* with Commercial Whirlpool Bath Waters." *American Journal of Public Health* 70 (1980): 279–81.

Maniatis, A. N., et al. "*Pseudomonas aeruginosa* Folliculitis Due to Non-O: 11 Serogroups: Acquisition Through Use of Contaminated Synthetic Sponges." *Clinical Infectious Disease* 21 (1995): 437–39.

Price, D., and D. G. Ahearn. "Incidence and Persistence of *Pseudomonas aeruginosa* in Whirlpools." *Journal of Clinical Microbiology* 26 (1988): 1650–54.

Ratnam, S., K. Hogan, S. B. March, and R. W. Butler. "Whirlpool Associated Folliculitis Caused by *Pseudomonas aeruginosa*: Report of an Outbreak and Review." *Journal of Clinical Microbiology* 23 (1986): 655–59.

Rinke, C. M. "Hot Tub Hygiene." *Journal of the American Medical Association* 250 (1983): 2031.

Rose, H. D., et al. "*Pseudomonas* Pneumonia Associated with Use of a Home Whirlpool Spa." *Journal of the American Medical Association* 250 (1983): 2027–29.

Salmen, P., D. M. Dwyer, H. Vorse, and W. Kruse. "Whirlpool Associated *Pseudomonas aeruginosa* Urinary Tract Infections." *Journal of the American Medical Association* 250 (1983): 2025–26.

Schlech, W. F. 3rd, N. Simonsen, R. Sumarah, and R. S. Martin. "Nosocomial Outbreak of *Pseudomonas aeruginosa* Folliculitis Associated with a Physiotherapy Pool." *Canadian Medical Association Journal* 134 (1986): 909–13.

Scupham, R., et al. "Caribbean Sponge-Related *Pseudomonas* Folliculitis." *Journal of the American Medical Association* 258 (1987): 1608–9.

Sheth, K. J., et al. "*Pseudomonas aeruginosa* Otitis Externa in an Infant Associated with a Contaminated Infant Bath Sponge." *Pediatrics* 77 (1986): 920–21.

Tate, D., S. Mawer, and A. Newton. "Outbreak of *Pseudomonas aeruginosa* Folliculitis Associated with a Swimming Pool Inflatable." *Epidemiology and Infection* 130 (2003): 187–92.

Thomas, P., et al. "*Pseudomonas* Dermatitis Associated with a Swimming Pool." *Journal of the American Medical Association* 253 (1985): 1156–59.

Todar, Kenneth. "*Pseudomonas aeruginosa*." *Todar's Online Textbook of Bacteriology*, http://www.textbookofbacteriology.net/pseudomonas.html (accessed December

2007).

Vog, R., et al. "*Pseudomonas aeruginosa* Skin Infections in Persons Using a Whirlpool in Vermont." *Journal of Clinical Microbiology* 15 (1982): 571–74.

Washburn, J., J. A. Jacobson, E. Marston, and B. Thorsen. "*Pseudomonas aeruginosa* Rash Associated with a Whirlpool." *Journal of the American Medical Association* 235 (1976): 2205–7.

Watts, R. W., and R. A. Dall. "An Outbreak of *Pseudomonas* Folliculitis in Women After Leg Waxing." *Medical Journal of Australia* 144 (1986): 163–64.

Yu, Y., et al., "Hot Tub Folliculitis or Hot Hand-Foot Syndrome Caused by *Pseudomonas aeruginosa*." *Journal of American Academic Dermatology* 57 (2007): 596–600.

Zacherle, B. J., and D. S. Silver. "Hot Tub Folliculitis: A Clinical Syndrome." *Western Journal of Medicine* 137 (1982): 191–94.

Zichini, L. A., Gaetano Asta, and Giuseppe Noto. *Pseudomonas aeruginosa* Folliculitis After Shower/Bath." *International Journal of Dermatology* 39 (2000): 270–73.

# 故事五　误食禁果

Allday, Erin. "*E. Coli* and the Centralization of the Food Industry." *San Francisco Chronicle*, September 23, 2006.

Artis, Joanne Ball. "Word in *E. coli* Case in Rhode Island Is Prevention, not Overreaction." *Boston Globe*, March 22, 1993.

Banatvala, N., et al. "The United States National Prospective Hemolytic Uremic Syndrome Study: Microbiologic, Serologic, Clinical, and Epidemiologic Findings." *Journal of Infectious Diseases* 183 (2001): 1063–70.

Bell, B. P., et al. "A Multi-State Outbreak of *E. coli* O157:H7-Associated Bloody Diarrhea and Hemolytic Uremic Syndrome from Hamburgers: The Washington Experience." *Journal of the American Medical Association* 272 (1994): 1349–53.

Besser, B. E., et al. "An Outbreak of Diarrhea and Hemolytic Uremic Syndrome from *E. coli* O157:H7 in Fresh-Pressed Apple Cider." *Journal of the American Medical Association* 269 (1993): 2217–20.

Blaser, M. J. "Bacteria and Diseases of Unknown Cause: Hemolytic Uremic Syndrome." *Journal of Infectious Diseases* 189 (2004): 552–63.

Boyce, Thomas G., David L. Swerdlow, and Patricia M. Griffin, "*E. coli* O157:H7 and the Hemolytic Uremic Syndrome." *New England Journal of Medicine* 333 (1995): 364–68.

Burros, Marian. "Agriculture Department Policy Blamed for Tainted Food." *New York Times*, March 3, 1993, Health section.

Centers for Disease Control and Prevention (CDC). "Epidemiological Notes and

Reports: Thrombotic Thrombocytopenic Purpura Associated with *Escherichia coli* O157:H7." *Morbidity and Mortality Weekly Report (MMWR)* 35 (1986): 549–51.

Centers for Disease Control and Prevention (CDC). "*Escherichia coli* O157:H7 Outbreak Linked to Home-Cooked Hamburgers—California, July 1993." *Morbidity and Mortality Weekly Report (MMWR)* 43 (1994): 213–16.

Centers for Disease Control and Prevention (CDC). "Hemolytic Uremic Syndrome—New York, Massachusetts, Virginia, and District of Columbia." *Morbidity and Mortality Weekly Report (MMWR)* 32 (1983): 578, 584–85.

Centers for Disease Control and Prevention (CDC). "International Notes: Outbreaks of Hemorrhagic Colitis—Ottawa, Canada." *Morbidity and Mortality Weekly Report (MMWR)* 10 (1983): 133–34.

Centers for Disease Control and Prevention (CDC). "Isolation of *Escherichia coli* O157:H7 from Sporadic Cases of Hemorrhagic Colitis—United States." *Morbidity and Mortality Weekly Report (MMWR)* 46 (1982): 700–704.

Centers for Disease Control and Prevention (CDC). "Laboratory Screening for *Escherichia coli* O157:H7—Connecticut, 1993." *Morbidity and Mortality Weekly Report (MMWR)* 43 (1993): 192–94.

Centers for Disease Control and Prevention (CDC). "Lake-Associated Outbreak of *Escherichia coli* O157:H7—Illinois, 1995." *Morbidity and Mortality Weekly Report (MMWR)* 45 (1996): 437–39.

Centers for Disease Control and Prevention (CDC). "Outbreak of *Escherichia coli* O157:H7 Infections Associated with Drinking Unpasteurized Commercial Apple Juice—British Columbia, California, Colorado, and Washington, October 1996." *Morbidity and Mortality Weekly Report (MMWR)* 45 (1996): 975.

Centers for Disease Control and Prevention (CDC). "Outbreaks of *Escherichia coli* O157:H7 Associated with Petting Zoos—North Carolina, Florida, and Arizona, 2004 and 2005." *Morbidity and Mortality Weekly Report (MMWR)* 54 (2003): 1277–80.

Centers for Disease Control and Prevention (CDC). "Outbreaks of *Escherichia coli* O157:H7 Infection and Cryptosporidiosis Associated with Drinking Unpasteurized Apple Cider—Connecticut and New York." *Morbidity and Mortality Weekly Report (MMWR)* 46 (1996): 4–8.

Centers for Disease Control and Prevention (CDC). "Preliminary Report: Food Borne Outbreak of *Escherichia coli* O157:H7 Infection from Hamburgers—Western United States, 1993." *Morbidity and Mortality Weekly Report (MMWR)* 42 (1993): 85–86.

Centers for Disease Control and Prevention (CDC). "Update: Multistate Outbreak of *Escherichia coli* O157:H7 Infections from Hamburgers—Western United

死亡晚餐派对：真实医学探案故事集

States, 1992–1993." *Morbidity and Mortality Weekly Report (MMWR)* 42 (1993): 258–63.

Center for Disease Prevention and Epidemiology, Oregon Health Division. "Unpasteurized Juices Strike Again (and Again)." *Current Disease Summary* 45, no. 4 (1996).

Chang, H. H., et al. "Hemolytic Uremic Syndrome Incidence in New York." *Emerging Infectious Diseases* 10 (298): 928–31.

Commonwealth of Massachusetts, Department of Health and Human Services. Public health bulletins, November 29, 1991, January 13, 1992, and the related CDC report dated February 14, 1992.

Davey, Monica. "As Children Suffer, Parents Agonize over Spinach." *New York Times*, September 24, 2006, U.S. section.

Engel, Mary. "*E. coli* Haunts Victims Long After Outbreak." *Los Angeles Times*, September 28, 2006.

Friedman, M. S., et al. "*E. coli* O157:H7-Outbreak Associated With Improperly Chlorinated Swimming Pool." *Clinical Infectious Diseases* 29 (1999): 298–303.

Hillborn, E. D., et al. "An Outbreak of *Escherichia coli* O157:H7 Infection and Hemolytic Uremic Syndrome Associated with Consumption of Unpasteurized Apple Cider." *Epidemiology and Infection* 124 (2000): 31–36.

"Infection Linked to Tainted Cider." *New York Times*, May 6, 1993.

Kolata, Gina. "Detective Work and Science Reveal a New Lethal Bacteria." *New York Times*, January 6, 1998, Health section.

McCarthy, T. A. "Hemolytic Uremic Syndrome and *E. coli* O157:H7 at a Lake in Connecticut—1999." *Pediatrics* 108 (2001): e59–67.

Marler Clark Attorneys at Law, LLP, PS. "Jack in the Box *E. coli* Outbreak—Western States." http://www.marlerclark.com/case_news/view/jack-in-the-box-e-coli-outbreak-western-states (accessed December 2007).

Mello, Michael. "Swansea Cider Linked to Illness." *The Standard-Times* (Fall River, Mass.), January 15, 1992.

Millard, P. S., et al. "An Outbreak of Cryptosporidiosis from Fresh-Pressed Apple Cider." *Journal of the American Medical Association* 272 (1994): 1592–96.

Neill, M. A. "*E. coli* O157:H7—Current Concepts and Future Prospects." *Journal of Food Safety* 10 (1989): 99–106.

Nestle, Marion. "The Spinach Fallout: Restoring Trust in California Produce." *San Jose Mercury News*, October 22, 2006.

Pappano, Laura. "Tainted Burgers Trigger New Safety Efforts." *Boston Globe*, February 17, 1993.

Pollock, G. J., D. Young, T. J. Beattie, and W. T. A. Todd. "Clinical Surveillance of

Thrombotic Microangiopathies in Scotland, 2003–2005." *Epidemiology and Infection* 136 (2007): 115–21.

Porterfield, Elaine, and Adam Berliant. "Jack-in-the-Box Ignored Safety Rules." *The News Tribune* (Tacoma, Wash.), June 16, 1995.

Rangel, J. M., et al. "Epidemiology of *E. coli* O157:H7 Outbreaks in the United States, 1982–2002." *Emerging Infectious Diseases* 11 (2005): 603–9.

Raver, Anne. "Hooked on Cider." *New York Times*, October 31, 1993.

Repetto, H. A. "Epidemic Hemolytic-Uremic Syndrome in Children." *Kidney International* 52 (1997): 1708–19.

Riley, L. W., et al. "Hemorrhagic Colitis Associated with a Rare *E. coli* Serotype." *New England Journal of Medicine* 308 (1983): 681–85.

Roessingh, A. S. de Buys, et al. "Gastrointestinal Complications of Post-Diarrheal Hemolytic Uremic Syndrome." *European Journal of Pediatric Surgery* 17 (2007): 328–34.

Safdar, N., et al. "Risk of Hemolytic Uremic Syndrome After Antibiotic Treatment of *E. coli* O157:H7 Enteritis: A Meta-Analysis." *Journal of the American Medical Association* 288 (2002): 996–1001.

Salerno, A., K. Meyers, K. McGowan, and B. Kaplan. "Hemolytic Uremic Syndrome Associated with Laboratory Acquired *E. coli* O157:H7." *Journal of Pediatrics* 145 (2004): 412–14.

"Second Outbreak of Bacterial Infection Is Reported." *New York Times*, March 28, 1993, Health section.

Steele, B. T., N. Murphy, G. S. Arbus, and C. P. Rance. "An Outbreak of Hemolytic Uremic Syndrome Associated with Ingestion of Fresh Apple Juice." *Journal of Pediatrics* 101 (1982): 963–65.

Suburban Emergency Management Project. "How *Escherichia coli* O157:H7—Cause of Ongoing Contaminated Spinach Outbreak—Poisons Humans." http://www .semp.us/publications/biot_reader.php?BiotID=408 (accessed December 2007).

Sullivan, Joseph. "Single Slaughterhouse Suspected as Tainted-Meat Source." *New York Times*, July 28, 1994, Health section.

Tarr, P. I. "*E. coli* O157:H7: Clinical, Diagnostic, and Epidemiological Aspects of Human Infection." *Clinical Infectious Diseases* 20 (1995): 1–10.

Tserenpuntsag, Boldtsetseg, Hwa-Gan Chang, Perry F. Smith, and Dale L. Morse. "Hemolytic Uremic Syndrome and *E. coli* O157:H7." *Emerging Infectious Diseases* 11 (2005): 1955–57.

"US to Issue Stricter Rules on Handling Raw Meat." *New York Times*, October 31, 1993.

Varma, J. K., et al. "An Outbreak of *E. coli* O157:H7 Infection Following Exposure to a Contaminated Building." *Journal of the American Medical Association* 290 (2003): 2709–12.

## 故事六　来自新泽西的两只蜱虫

Adamantos, S., A. Boag, and D. Church. "Australian Tick Paralysis in a Dog Imported into the UK." *Australian Veterinary Journal* 83 (2005): 352.

Bonduell, M. "Guillain-Barré Syndrome." *Archives of Neurology* 55 (1998): 1483–85.

Daugherty, R. J., et al. "Tick Paralysis: Atypical Presentation, Unusual Location." *Pediatric Emergency Care* 21 (2005): 677–80.

Dworkin, M. S., P. C. Shoemaker, and D. E. Anderson. "Tick Paralysis: 33 Human Cases in Washington State, 1946–1996." *Clinical Infectious Diseases* 29 (1999) 1435–59.

Edlow, J. A., and D. C. McGillicuddy. "Tick Paralysis." *Infectious Diseases Clinics of North America* 22 (2008): 397–413.

Emmons, R. W., F. M. Brewster, and B. C. Nelson. "Tick-Bite in Oregon: Paralysis in California." *Western Journal of Medicine* 121 (1974): 142–43.

Felz, M. W. "The Perspicacity of Seymour Hadwen on Tick Paralysis—A Commentary." *Wilderness and Environmental Medicine* 11 (2000): 113–14.

Felz, M. W., L. A. Durden, and J. H. Oliver Jr. "Ticks Parasitizing Humans in Georgia and South Carolina." *Journal of Parasitology* 82 (1996): 505–8.

Felz, M. W., C. D. Smith, and T. R. Swift. "A Six-Year-Old Girl with Tick Paralysis." *New England Journal of Medicine* 342 (2000): 90–94.

Felz, M. W., T. R. Swift, and W. Hobbs. "Tick Paralysis in the United States: A Photographic Review." *Archives of Neurology* 57 (2000): 1071–72.

Garin, C., and A. Bujadoux. "Paralysis by Ticks, 1922." *Clinical Infectious Diseases* 16 (1993): 168–69.

"Girl's Mom Describes Tick Illness: Rare Disease Causes Paralysis in the Body." *Burlington County Times*, August 3, 2003.

Gordon, B. M., and C. C. Giza. "Tick Paralysis Presenting in an Urban Environment." *Pediatric Neurology* 30 (2004): 122–24.

Gorman, R. J., and O. C. Snead. "Tick Paralysis in Three Children: The Diversity of Neurologic Presentations." *Clinical Pediatrics (Philadelphia)* 17 (1998): 249–51.

Grattan-Smith, P. J., et al. "Clinical and Neurophysiological Features of Tick Paralysis." *Brain* 120 (1997): 1975–87.

Greenstein, P. "Tick Paralysis." *Medical Clinics of North America* 86 (2003): 441–46.

Hadwen, Seymour. "Excerpts from: On 'Tick Paralysis' in Sheep and Man Following Bites of *Dermacentor venustus*." *Wilderness and Environmental Medicine* 11 (2000): 115–21.

Helem, Lisa. "County Girl Affected by Tick Paralysis." *Burlington County Times*, August 1, 2003.

Hester, Tom. "State Issues New Tick Warning." NJ.com (August 1, 2003).

Inokuma, H., et al., "Tick Paralysis by *Ixodes holocyclus* in a Japanese Traveler Returning from Australia." *Annals of the New York Academy of Science* 990 (2003): 357–58.

Jones, H. R. Jr. "Guillain-Barré Syndrome: Perspectives with Infants and Children." *Seminars in Pediatric Neurology* 7 (2000): 91–102.

Jones, H. R. Jr. "Guillain-Barré Syndrome in Children." *Current Opinions in Pediatrics* 7 (1995): 663–68.

Li, Z., R. P. Turner. "Pediatric Tick Paralysis: Discussion of Two Cases and Literature Review." *Pediatric Neurology* 31 (2004): 304–7.

MMWR (Morbidity and Mortality Weekly Report). "Cluster of Tick Paralysis Cases—Colorado." *Journal of the American Medical Association* 55 (2006): 933–55.

MMWR (Morbidity and Mortality Weekly Report). "Tick Paralysis—Washington, 1995: From the Centers for Disease Control and Prevention." *Journal of the American Medical Association* 19 (1996): 1470.

Morris, A. M., et al. "Acute Flaccid Paralysis in Australian Children." *Journal of Pediatric and Child Health* 39 (2003): 22–26.

Morris, H. H. 3rd. "Tick Paralysis: Electrophysiologic Measurements." *Southern Medical Journal* 70 (1977): 121–22.

Pearce, J. M. S. "Octave Landry's Ascending Paralysis and the Landry-Guillain-Barré-Strohl Syndrome." *Journal of Neurology, Neurosurgery, and Psychiatry* 62 (1997): 495–500.

PhillyBurbs.com. "Caution Urged After Two Cases of Tick Paralysis." http://www.phillyburbs. com/pb-dyn/news/104-07312003-134564.html (July 31, 2003).

Rose, I. "A Review of Tick Paralysis." *Canadian Medical Association Journal* 70 (1954): 175–76.

Rucker, Angela. "State Issues Warning over Tick Diseases." *Courier-Post* (Cherry Hill, N.J.), August 1, 2003.

Schaumburg, H. H., and S. Herskovitz. "The Weak Child—Cautionary Tale." *New England Journal of Medicine* 342 (2000): 127–29.

Vedanarayanan, V. V., O. B. Evans, and S. H. Subramony. "Tick Paralysis in Children: Electrophysiology and Possibility of Misdiagnosis." *Neurology* 59 (2002): 1088–90.

## 故事七　一个密闭空间的案例

Arnow, P. M., J. N. Fink, D. P. Schlueter, and J. J. Barboriak, et al. "Early Detection of Hypersensitivity Pneumonitis in Office Workers." *American Journal of Medicine* 64 (1978): 236-42.

Banaszak, E. F., et al. "Epidemiologic Studies Related to Thermophilic Fungi and Hypersensitivity Lung Syndromes." *American Review of Respiratory Diseases* 110 (1974): 585-91.

Banaszak, E. F., W. H. Thiede, and J. N. Fink. "Hypersensitivity Pneumonitis Due to Contamination of an Air Conditioner." *New England Journal of Medicine* 283 (1970): 271-76.

Campbell, J. M. "Acute Symptoms Following Work with Hay." *British Medical Journal* 2 (1932): 1143-44.

"Case Records of the Massachusetts General Hospital—Case 47-1979." *New England Journal of Medicine* 301 (1979): 1168-74.

Fink, J. N., et al. "Hypersensitivity Pneumonitis Due to Contaminated Home Environments." *Journal of Laboratory and Clinical Medicine* 78 (1971): 853-54.

Fink, J. N., et al. "Interstitial Lung Disease Due to Contamination of Forced Air Systems." *Annals of Internal Medicine* 84 (1976): 406-13.

Hanak, V., et al. "Causes and Presenting Features in 85 Patients with Hypersensitivity Pneumonitis." *Mayo Clinic Proceedings* 82 (2007): 812-16.

Kumar, P., R. Marier, and S. H. Leech. "Hypersensitivity Pneumonitis Due to Contamination of a Car Air Conditioner." *New England Journal of Medicine* 305 (1981): 1531-32.

Kumar, P., R. Marier, and S. H. Leech. "Respiratory Allergies Related to Automobile Air Conditioners." *New England Journal of Medicine* 311 (1984): 1619-21.

Linaker, C., and J. Smedley, "Respiratory Illness in Agricultural Workers." *Occupational Medicine* 52 (2002): 451-59.

Metzger, W. J., R. Patterson, J. Fink, R. Semerdjian, and M. Roberts. "Sauna-takers Disease: Hypersensitivity Pneumonitis to Contaminated Water in a Home Sauna." *Journal of the American Medical Association* 236 (1976): 2209-11.

Pepys, J. "Clinical and Therapeutic Significance of Patterns of Allergic Reactions of the Lungs to Extrinsic Agents: The 1977 J. Burns Amberson Lecture." *American Review of Respiratory Diseases* 116 (1977): 573-88.

Rickman, Otis B., Jay H. Ryu, Mary E. Fidler, and Sanjay Kalra. "Hypersensitivity Pneumonitis Associated with *Mycobacterium avium* Complex and Hot Tub Use." *Mayo Clinic Proceedings* 77 (2002): 1233-37.

Salvaggio, J. E., and R. M. Karr. "Hypersensitivity Pneumonitis: State of the Art." *Chest* 75 (1979): 270-74.

Samet, J. M., Marian C. Marbury, and J. D. Spengler. "Health Effects and Sources of Indoor Air Pollution, Part I." *American Review of Respiratory Disease* 136 (1987):

1486–1508.

Samet, J. M., Marian C. Marbury, and J. D. Spengler. "Health Effects and Sources of Indoor Air Pollution, Part II." *American Review of Respiratory Disease* 137 (1988): 221–22.

Schatz, M., R. Patterson, and J. Fink. "Immunologic Lung Disease." *New England Journal of Medicine* 300 (1979): 1310–20.

Tye, Larry. "Study: Indoor Pollution State's Worst Health Woe." *Boston Globe*, May 17, 1989.

## 故事八 周一早晨热

"Better Offer at Lawrence." *New York Times*, March 9, 1912.

Bushnell, Larry. "Beyond Polartec: Malden Mills Re-Fashions Its Identity." *Boston Globe*, February 17, 2005.

Centers for Disease Control and Prevention (CDC). "Chronic Interstitial Lung Disease in Nylon Flocking Industry Workers—Rhode Island, 1992–1996." *Morbidity and Mortality Weekly Report (MMWR)* 46 (1997): 897–901.

Centers for Disease Control and Prevention (CDC). "Polymer-Fume Fever Associated with Cigarette Smoking and the Use of Tetrafluoroethylene—Mississippi." *Morbidity and Mortality Weekly Report (MMWR)* 36 (1987): 515–16, 521–22.

Chemical Heritage Foundation. "Roy J. Plunkett." http://www.chemheritage.org/classroom/chemach/plastics/plunkett.html (accessed November 2007).

Cullen, M. R., M. G. Cherniack, and L. Rosenstock. "Occupational Medicine (1)." *New England Journal of Medicine* 322 (1990): 594–601.

Cullen, M. R., M. G. Cherniack, and L. Rosenstock. "Occupational Medicine (2)." *New England Journal of Medicine* 322 (1990): 675–83.

Daroowalla, F., et al. "Flock Workers' Exposures and Respiratory Symptoms in Five Plants." *American Journal of Industrial Medicine* 47 (2005): 144–52.

Davidoff, F. "New Disease, Old Story." *Annals of Internal Medicine* 129 (1998): 327–28.

DuPont. "History of Teflon." www.dupont.com/teflon/newsroom/history.html (accessed November 2007).

Eschenbacker, W. L., et al. "Nylon Flock-Associated Interstitial Lung Disease." *American Journal of Respiratory and Critical Care Medicine* 159 (1998): 2003–8.

Harris, D. K. "Polymer Fume Fever." *Lancet* 2 (1951): 1008–11.

Irwin, R. S., and J. M. Madison. "The Persistently Troublesome Cough." *American Journal of Respiratory and Critical Care Medicine* 165 (2002): 1469–74.

Jewell, Mark. "Prospective Malden Mills Buyer to Switch to Polartec Name." signonSanDiego.com, http://www.signonsandiego.com/news/business/20070223-

死亡晚餐派对：真实医学探案故事集

1249-maldenmills-polartec.html (accessed November 2007).

Kern, David G., et al. "Flock Worker's Lung: Broadening the Spectrum of Clinical-pathology, Narrowing the Spectrum of Suspected Etiologies." *Chest* 117 (2000): 251–59.

Kern, David G., et al. "Flock-Worker's Lung: Chronic Interstitial Lung Disease in the Nylon Flocking Industry." *Annals of Internal Medicine* 129 (1998): 261–72.

Kern, David G., R. K. Kern, and K. T. Durand. "Secrecy in Science: The Flock Worker's Lung Investigation." *Annals of Internal Medicine* 130 (1999): 616.

"Lawrence Mills Increases Wages." *New York Times*, March 1, 1912.

Levy, Barry S., and D. H. Wegman, eds. *Occupational Health.* 2nd ed. Philadelphia: Lippincott Williams and Wilkins, 1989.

Lewis, C. E., and G. R. Kerby. "An Epidemic of Polymer Fume Fever." *Journal of the American Medical Association* 191 (1965): 103–6.

Morgan, Wm. Keith C., and Anthony Seaton. *Occupational Lung Disease.* Philadelphia: Saunders, 1975.

Schuchman, Miriam. "Secrecy in Science: The Flock Worker's Lung Investigation." *Annals of Internal Medicine* 129 (1998): 341–44.

"Uncovering Occupational Illnesses." *Emergency Medicine.* February 15, 1990, 22–44.

Washko, R. M., et al. "Epidemiologic Investigation of Respiratory Morbidity at a Nylon Flock Plant." *American Journal of Industrial Medicine* 38 (2000): 628–38.

Wegman, D. H., and J. M. Peter. "Polymer Fume Fever and Cigarette Smoking." *Annals of Internal Medicine* 81 (1974): 55–57.

Williams, N., and E. K. Smith. "Polymer Fume Fever: An Elusive Diagnosis." *Journal of the American Medical Association* 219 (1972): 1587–89.

Wilson, Ralph N. "The Many Faces of the Industrial Medical Officer." *Transactions of the Society of Occupational Medicine* 19 (1969): 23–26.

## 故事九　瞳孔放大的男孩

Adler, A. G., G. E. McElwain, G. J. Merli, and J. H. Martin. "Systemic Effects of Eye Drops." *Archives of Internal Medicine* 142 (1982): 2293–94.

Bond, D. W., H. Vyas, and H. Venning. "Mydriasis Due to Self-Administered Inhaled Ipratropium Bromide." *European Journal of Pediatrics* 161 (2002): 178.

Bryant, B. J. "*Pasteurella multocida* Bacteremia in Asymptomatic Pheresis Donors: A Tale of Two Cats." *Transfusion* 47 (2007): 1984–89.

Centers for Disease Control and Prevention (CDC). "Suspected Moonflower Intoxication—Ohio, 2002." *Morbidity and Mortality Weekly Report (MMWR)* 52 (2003): 788–91.

"Death from Nightshade Berries." *Lancet (Medical Jurisprudence section)* 48 (1846): 241.

Dryden, John, and Arthur H. Clough. "Plutarch on Antony and Cleopatra, the Last of the Ptolemies." Excerpted from Plutarch, "Antony," in *The Lives of Noble Grecians and Romans*, vol. 3 (Boston: Little, Brown, 1902). http://www.shsu.edu/~his_ncp/AntCleo.html (accessed December 2007).

Firestone, D., and C. Sloane. "Not Your Everyday Anisocoria: Angel's Trumpet Ocular Toxicity." *Journal of Emergency Medicine* 33 (2007): 21–24.

Grieve, M. "Nightshade, Deadly." Botanical.com, http://www.botanical.com/botanical/mgmh/n/nighde05.html (accessed November 2007).

Havelius, U., and P. Asman. "Accidental Mydriasis from Exposure to Angel's Trumpet (*Datura suaveolens*)." *Acta Ophthalmology Scandanavia* 80 (2002): 332–35.

Kulig, K., and B. H. Rumak. "Anticholinergic Poisoning." In *Winchester and Haddad's Clinical Management of Poisoning and Drug Overdose*, ed. Michael W. Shannon, Stephen W. Borron, and Michael J. Burns. Philadelphia: Saunders, 1983.

Lee, M. R. "The Solanaceae: Foods and Poisons." *Journal of the Royal College of Physicians Edinburgh* 36 (2006): 162–69.

Lee, M. R. "The Solanaceae II: The Mandrake (*Mandragora officinarum*); In League with the Devil." *Journal of the Royal College of Physicians Edinburgh* 36 (2006): 278–85.

Lee, M. R. "Solanaceae III: Henbane, Hags, and Hawley Harvey Crippen." *Journal of the Royal College of Physicians Edinburgh* 36 (2006): 366–73.

Lee, M. R. "Solanaceae IV: *Atropa belladonna*, Deadly Nightshade." *Journal of the Royal College of Physicians Edinburgh* 37 (2007): 77–84.

Meng, K., and D. K. Graetz. "Moonflower-Induced Anisocoria." *Annals of Emergency Medicine* 44 (2004): 665–66.

Proudfoot, A. "Early Toxicology of Physostigmine: A Tale of Beans, Great Men, and Egos." *Toxicology Reviews* 25 (2000): 98–138.

Raman, S. V., and J. Jacob. "Mydriasis Due to *Datura inoxia*." *Emergency Medicine Journal* 22 (2005): 310–11.

Roberts, J. R. "Pseudo Cerebral Herniation Syndrome Due to Phenylephrine Nasal Spray." *New England Journal of Medicine* 320 (1989): 1757.

Rosen, N. B. "Accidental Mydriasis from Scopolamine Patches." *Journal of the American Optometric Association* 57 (1986): 541–42.

Taylor, Norman. *Plant Drugs that Changed the World*. London: Allen and Unwin, 1966.

Thiele, E. A., and J. J. Riviello. "Scopolamine Patch-Induced Unilateral Mydriasis." *Pediatrics* 93 (1985): 525.

Toscano, A., C. Pancaro, and V. A. Peduto. "Scopolamine Prevents Dreams During

General Anesthesia." *Anesthesiology* 106 (2007): 952-55.

Voltz, R., R. Hohlfeld, M. Liebler, and H. Hertel. "Gardener's Mydriasis." *Lancet* 339 (1992): 752.

Weir, R., D. Whitehead, F. Zaidi, and B. Greaves. "Pupil Blown by a Puffer." *Lancet* 364 (2004): 415.

## 故事十　生日聚餐后的猩红热

Attaran, R. R., and F. Probst. "Histamine Fish Poisoning: A Common but Frequently Misdiagnosed Condition." *Emergency Medical Journal* 19 (2002): 474-75.

Bartholomew, B. A., P. R. Berry, J. C. Rodhouse, and R. J. Gilbert. "Scombrotoxic Fish Poisoning in Britain: Features of over 250 Suspected Incidents from 1976-1986." *Epidemiology and Infection* 99 (1987): 775-82.

Borade, P., C. Ballary, and D. Lee. "A Fishy Cause of Sudden Near Fatal Hypotension." *Resuscitation* 72 (2007): 158-60.

Centers for Disease Control and Prevention (CDC). "Scombroid Fish Poisoning Associated with Tuna Steaks." *Morbidity and Mortality Weekly Report (MMWR)* 56 (2007): 817-19.

Centers for Disease Control and Prevention (CDC). "Scombroid Fish Poisoning—Illinois and Michigan." *Morbidity and Mortality Weekly Report (MMWR)* 29 (1980): 167-68.

Centers for Disease Control and Prevention (CDC). "Scombroid Fish Poisoning—Illinois and South Carolina." *Morbidity and Mortality Weekly Report (MMWR)* 38 (1989): 140-42, 147.

Centers for Disease Control and Prevention (CDC). "Scombroid Fish Poisoning—New Mexico." *Morbidity and Mortality Weekly Report (MMWR)* 37 (1989): 451.

Centers for Disease Control and Prevention (CDC). "Scombroid Poisoning—New Jersey." *Morbidity and Mortality Weekly Report (MMWR)* 29 (1980): 106-7.

Etkind, P., M. E. Wilson, K. Gallagher, and J. Cournoyer. "Bluefish-Associated Scombroid Poisoning, an Example of the Expanding Spectrum of Food Poisoning from Seafood." *Journal of the American Medical Association* 258 (1987): 3409-10.

Feldman, K. A., et al. "A Large Outbreak of Scombroid Fish Poisoning Associated with Eating Escolar Fish (*Lepidocybium flavobrunneum*)." *Epidemiology of Infections* 133 (2004): 29-33.

Food-Service Establishment Inspection Reports. Prepared by John K. Seiferth, of the Department of Health and Human Services of the State of New Hampshire, prepared June 5, 1985, October 7, 1985, and July 24, 1986.

Gellert, G. A., et al. "Scombroid Fish Poisoning: Underreporting and Prevention

Among Noncommercial Recreational Fishers." *Western Journal of Medicine* 157 (1992): 645–47.

Grinda, Jean-Michel, et al. "Biventricular Assist Device for Scombroid Poisoning with Refractory Myocardial Dysfunction: A Bridge to Recovery." *Critical Care Medicine* 32 (2004): 1957–59.

McInerney, J., et al. "Scombroid Poisoning." *Annals of Emergency Medicine* 28 (1996): 235–38.

Saltman, Avi. "Fading Foliage." *New York Times*, October 16, 2005, New York and Region section.

Scombroid Poisoning. Public Health Bulletin (Britain), prepared May 2001.

Thoreau, Henry David. "Autumnal Tints." *Atlantic Monthly*, October 1862.

Wallace, B. J., et al. "Seafood-Associated Disease Outbreaks in New York, 1980–1994—Implications for Control." *American Journal of Preventative Medicine* 17 (1999): 48–54.

Weinheimer, Monica. "Family Scombridae: Albacores, Bonitos, Mackerels, and Tunas." *University of Michigan Museum of Zoology, Animal Diversity Web*, http://animaldiversity.ummz.umich.edu/site/accounts/information/Scombroidae (accessed November 2007).

## 故事十一　过热的蜜月

Ahmed, A. H., and N. H. Ahmed. "History of Disorders of Thyroid Function." *Eastern Mediterranean Health Journal* 11 (2005): 1–12.

American Thyroid Association. www.thyroid.org.

Becker, W. F. "Pioneers in Thyroid Surgery." *Annals of Surgery* 185 (1977): 493–504.

Carpenter, Kenneth J. "David Marine and the Problem of Goiter." *Journal of Nutrition* 135 (2005): 675–80.

DuBose, J. "Honest and Sensible Surgeons: The History of Thyroid Surgery." *Current Surgery* 61 (2004): 213–19.

Giddings, A. E. "The History of Thyroidectomy." *Journal of the Royal Society of Medicine* 91 (1998): 3–6.

Greer, M. A. "Daruma Eyes: The Sixth-Century Founder of Zen Buddhism and Kung Fu Had the Earliest Recorded Graves' Ophthalmopathy." *Thyroid* 12 (2002): 389–91.

Handcock, J. Duffy. "The Irish School of Medicine." Paper presented to the Innominate Society at the University of Louisville School of Medicine, 1928. http://www.innominatesociety.com/Articles/The%20Irish%20School%20of%20Medicine.htm (accessed in November 2007).

Harwick, R. D. "Our Legacy of Thyroid Surgery." *American Journal of Surgery* 156 (1988): 230–34.

Jay, V. "A Portrait in History: Dr. Robert Graves." *Archives of Pathology and Laboratory Medicine* 123 (1999): 283–84.

MacCallum, W. G. "William Stewart Halsted." *National Academy of Sciences Biographical Memoirs* 17 (1935): 151–70.

McKenna, T. J. "Graves' Disease." *Lancet* 357 (2001): 1793–96.

Nelson, C. W. "The Surgical Career of the Mayo Brothers." *Mayo Clinic Proceedings* 73 (1998): 716.

Perrier, N. D., and M. S. Boger. "Medicine's Greatest Gifts to Surgery." *World Journal of Surgery* 28 (2004): 1057–59.

Perzik, S. L. "The Place of Total Thyroidectomy in the Management of 909 Patients with Thyroid Disease." *American Journal of Surgery* 132 (1976): 480–83.

Ritchie, W. P., et al., "Workloads and Practice Patterns of General Surgeons in the United States: 1995–1997." *Annals of Surgery* 230 (1999): 533–43.

Rosen, Irving B. "A Historical Note on Thyroid Disease and Its Surgical Treatment." *Canadian Thyroid Cancer Support Group (Thry'vors) Inc.*, April 2006.

Sawin, Clark T. "What Causes Tetany After Removal of the Parathyroid Glands? MacCallum, Voegtlin, and Calcium." *The Endocrinologist* 13 (2003): 1–3.

Stellhorn, C. E. "Robert James Graves." *American Journal of Surgery* (April 1935): 183–89.

Tapscott, W. J. "A Brief History of Thyroid Surgery." *Current Surgery* 58 (2001): 464–67.

Vellar, I. D. "Thomas Peel Dunhill, the Forgotten Man of Thyroid Surgery." *Medical History* 18 (1974): 22–50.

Weetman, A. P. "Graves' Disease." *Hormone Research* 59 (suppl) (2003): 114–18.

Weitzman, S. A., et al. "Antineutrophil Auto-Antibodies in Graves' Disease." *Journal of Clinical Investigation* 75 (1984): 119–23.

Whitehead, Richard W. "Robert James Graves—Physician, Educator, and Scientist." *Circulation* 39 (1969): 719–21.

Who Named It. "Robert James Graves." http://www.whonamedit.com/doctor.cfm/695.html (accessed December 2007).

## 故事十二　燕麦有罪？

Altman, Lawrence. "Dr. Denis Burkitt Is Dead at 82; Thesis Changed Diets of Millions." *New York Times*, April 16, 1993, Obituary.

Anderson, J. W., and J. Tietyen-Clark. "Dietary Fiber: Hyperlipidemia, Hypertension, and Coronary Heart Disease." *American Journal of Gastroenterology* 81

(1986): 907–15.

Andrus, C. H., and J. L. Ponsky. "Bezoars: Classification, Pathophysiology, and Treatment." *American Journal of Gastroenterology* 83 (1988): 476–78.

Burkitt, D. P., et al. "Dietary Fiber and Disease." *Journal of the American Medical Association* 229 (1974): 1068–74.

Burstein, I., R. Steinberg, and M. Zer. "Small Bowel Obstruction and Covered Perforation in Childhood Caused by Bizarre Bezoars and Foreign Bodies." *Israel Medical Association Journal* 2 (2000): 129–31.

Chintamani, R. D., et al. "Cotton Bezoar—A Rare Cause of Intestinal Obstruction: Case Report." *BMC Surgery* 3 (2003): 5.

Cooper, S. G., and E. J. Tracey. "Small Bowel Obstruction Due to Oat Bran Bezoar." *New England Journal of Medicine* 320 (1989): 1148–49.

Cnn.com/health. "Doctors Untangle the Strange Case of the Giant Hairball." November 22, 2007. http://edition.cnn.com/2007/HEALTH/11/21/hairball.case/index.html (accessed December 2007).

"Fiber in the Diet." *Time Magazine*, editorial, September 2, 1974.

GG Bran Crispbread. "Lower Cholesterol Dietary Fiber." http://www.brancrispbread.com/articles/lower_cholesterol_dietary_fiber.html.

Goldstein, S. S., J. H. Lewis, and R. Rothstein. "Intestinal Obstruction Due to Bezoars." *American Journal of Gastroenterology* 79 (1984): 313–18.

Hillips, M. R., S. Zaheer, and G. T. Drugas. "Gastric Trichobezoar: Case Report and Literature Review." *Mayo Clinic Proceedings* 73 (1996): 653–55.

Ho, T. W., and D. C. Koh, "Small Bowel Obstruction Secondary to Bezoar Obstruction: A Diagnostic Dilemma." *World Journal of Surgery* 31 (2007): 1072–78.

Holland, B. K. "Treatments for Bubonic Plague: Treatments from 17th-Century British Epidemics." *Journal of the Royal Society of Medicine* 93 (2000): 322–24.

Kishan, A. S. N., et al. "Bezoars." *British History Journal* (October 2000). http://www.bhj.org/journal/2001_4304_oct/org_507.htm.

Kövi, R., E. Kis, and I. K. Várkonyi. "Difficulties in the Diagnosis of Bezoars." *Yearbook of Pediatric Radiology: Current Problems in Pediatric Radiology*, ed. Bela Lombay, 1999.

Kowalski, Robert E. *The Eight-Week Cholesterol Cure: How to Lower Your Blood Cholesterol by Up to 40 Percent Without Drugs or Deprivation.* New York: Harper and Row, 1987.

Liu, Simin. "Whole-Grain Foods, Dietary Fiber, and Type 2 Diabetes: Searching for a Kernel of Truth." *American Journal of Clinical Nutrition* 77 (2003): 527–29.

Malcom, Corey. "Bezoar Stones." *The Navigator: Newsletter of the Mel Fisher Maritime Heritage Society* 13(6) (June 1998).

死亡晚餐派对：真实医学探案故事集

Marlett, J. A., M. I. McBurney, and J. L. Slavin. "Position of the American Dietetic Association: Health Implications of Dietary Fiber." *Journal of the American Dietetic Association* 102 (2002): 993–1000.

Milov, David E., Joel M. Andres, Nora A. Erhart, and David J. Bailey. "Chewing Gum Bezoars of the Gastrointestinal Tract." *Pediatrics* 102 (1998): e22–24.

Moor, Thomas. "The Cholesterol Myth." *The Atlantic*, September 1989, 264.

MUSC Digestive Disease Center. http://www.ddc.musc.edu/ddc_pro/pro_development/case_studies/case040.htm (accessed December 2007).

Pitiakoudis, Michail, Alexandra Tsaroucha, Konstantinos Mimidis, and Theodoros Constantinidis. "Esophageal and Small Bowel Obstruction by Occupational Bezoar." *BMC Gastroenterology* 3 (2003): 13–17.

Story, Jon A., and David Kritchevky. "Denis Parsons Burkitt (1911–1993)." *Journal of Nutrition* 124 (1994): 1551–54.

Vitellas, Kenneth M., William F. Bennett, Kuldeep Vaswani, and Sangeeta Guttikonda. "Gastrointestinal Case of the Day." *American Journal of Radiology* 175 (2000): 872–79.

Yau, Kwok Kay, et al. "Laparoscopic Approach Compared with Conventional Open Approach to Bezoar-Induced Small Bowel Obstruction." *Archives of Surgery* 140 (2005): 972–75.

## 故事十三　不健康的健康食品

Altaee, M. Y., and M. H. Mahmood. "An Outbreak of Veno-Occlusive Disease of the Liver in Northern Iraq." *Eastern Mediterranean Health Journal* 4 (1998): 142–48.

Aydinili, M., and Y. Bayraktar. "Budd-Chiari Syndrome: Etiology, Pathogenesis, and Diagnosis." *World Journal of Gastroenterology* 13 (2007): 2693–96.

Bach, N., S. N. Thung, and F. Schaffner. "Comfrey Herb Tea-Induced Hepatic Veno-Occlusive Disease." *American Journal of Medicine* 87 (1989): 97–99.

Bergner, Paul. "Symphytum: Comfrey, Coltsfoot, and Pyrrolizidine Alkaloids." *Medical Herbalism: Materia Medica and Pharmacy* 2001, http://medherb.com/Materia_Medica/Symphytum_-_Comfrey,_Coltsfoot,_and_Pyrrolizidine_Alkaloids.htm (accessed November 2007).

Bras, G. "Some Investigations into Liver Disease in the West Indies: Historic Overview." *West Indian Medical Journal* 23 (1974): 160–64.

Bras, G., et al. "Veno-Occlusive Disease of Liver with Nonportal Type of Cirrhosis, Occurring in Jamaica." *Archives of Pathology* 57 (1954): 285–300.

Bras, G., D. M. Berry, and P. Gyorgy. "Plants as Aetiological Factor in Veno-Occlusive Disease of the Liver." *Lancet* 272 (1957): 960–62.

Bras, G., S. E. H. Brooks, and D. C. Watler. "Cirrhosis of the Liver in Jamaica."

*Journal of Pathology and Bacteriology* 82 (1961): 503–12.

Bras, G., D. B. Jelliffe, and K. L. Stuart. "Veno-Occlusive Disease of the Liver." *Pediatrics* 14 (1954): 334–39.

Brooks, S. E., et al. "Acute Veno-Occlusive Disease of the Liver: Fine Structure in Jamaican Children." *Archives of Pathology* 89 (1970): 507–20.

Chitturi, S., and G. C. Farrell. "Herbal Hepatotoxicity: An Expanding but Poorly Defined Problem." *Journal of Gastroenterology and Hepatology* 15 (2000): 1093–99.

Dai, N. "Gynura Root Induces Hepatic Veno-Occlusive Disease: A Case Report and Review of the Literature." *World Journal of Gastroenterology* 14 (2007): 1628–31.

Dickinson, J. O., M. P. Cooke, R. R. King, and P. A. Mohamed. "Milk Transfer of Pyrrolizidine Alkaloids in Cattle." *Journal of the American Veterinary Medical Association* 169 (1976): 1192–96.

Fogden, E., and J. Neuberger. "Alternative Medicines and the Liver." *Liver International* 23 (2003): 213–20.

Furbee, R. B. "Hepatotoxicity Associated with Herbal Products." *Clinical and Laboratory Medicine* 1 (2006): 227–41.

Goleman, Daniel. "Shaman's Plant Lore May Die with Forests." *New York Times*, June 11, 1991, Health section.

Guan, Yong-Song. "A Case Report of Hepatic Veno-Occlusive Disease After Ingesting Dainties." *World Journal of Gastroenterology* 12 (2006): 6734–35.

Jelliffe, D. B., G. Bras, and K. L. Stuart. "The Clinical Picture of Veno-Occlusive Disease of the Liver in Jamaican Children." *Annals of Tropical Medicine and Parasitology* 48 (1954): 386–96.

Jelliffe, Derrick B., Gerrit Bras, and Kanai L. Mukherjee. "Veno-Occlusive Disease of the Liver and Indian Childhood Cirrhosis." *Archives of Diseases of Childhood* 32 (1957): 369–85.

Koff, R. S. "Herbal Hepatotoxicity: Revisiting a Dangerous Alternative." *Journal of the American Medical Association* 273 (1995): 502.

Kumana, C. R., et al. "Hepatic Veno-Occlusive Disease Due to Toxic Alkaloid Herbal Tea." *Lancet* 2 (1983): 1360–61.

Kumana, C. R., et al. "Herbal Tea Induced Hepatic Veno-Occlusive Disease: Quantification of Toxic Alkaloid Exposure in Adults." *Gut* 26 (1985): 101–14.

Larrey, D. "Hepatotoxicity of Herbal Remedies." *Journal of Hepatology* 26 Supplement 1 (1997): 47–51.

Lewis, W. H. "Reporting Adverse Reactions to Herbal Ingestants." *Journal of the American Medical Association* 240 (1978): 109–10.

Lewis, W. H., and P. R. Smith. "Poke Root Herbal Tea Poisoning." *Journal of the American Medical Association* 242 (1979): 2759–60.

McDermott, W. V., and P. M. Ridker. "The Budd-Chiari Syndrome and Hepatic

死亡晚餐派对：真实医学探案故事集

Veno-Occlusive Disease Recognition and Treatment." *Archives of Surgery* 125 (1990): 525–27.

McDermott, W. V., M. D. Stone, A. Bothe Jr., and C. Trey. "Budd-Chiari Syndrome: Historical and Clinical Review with an Analysis of Surgical Corrective Procedures." *American Journal of Surgery* 147 (1984): 463–67.

McGee, J., R. S. Patrick, C. B. Wood, and L. H. Blumgart. "A Case of Veno-Occlusive Disease of the Liver in Britain Associated with Herbal Tea Consumption." *Journal of Clinical Pathology* 29 (1976): 788–94.

MacGregor, F. B., et al. "Hepatotoxicity of Herbal Remedies." *British Medical Journal* 299 (1989): 1156–57.

Mattocks, A. R. "Toxicity of Pyrrolizidine Alkaloids." *Nature* 217 (1968): 723–28.

Mattocks, A. R. "Toxic Pyrrolizidine Alkaloids in Comfrey." *Lancet* 2 (1980): 1136–37.

Mattocks, A. R., and R. Jukes. "Improved Field Tests for Toxic Pyrrolizidine Alkaloids." *Journal of Natural Products* 50 (1987): 161–66.

Mattocks, A. R., and I. N. White. "Pyrrolic Metabolites from Non-Toxic Pyrrolizidine Alkaloids." *Natural New Biology* 231 (1971): 114–15.

Miller, L. G. "Herbal Medicinals." *Archives of Internal Medicine* 158 (1998): 2200–2211.

Mitchell, M. C., et al. "Budd-Chiari Syndrome: Etiology, Diagnosis, and Management." *Medicine (Baltimore)* 61 (1982): 199–218.

Mohabbat, O., et al. "An Outbreak of Hepatic Veno-Occlusive Disease in North-Western Afghanistan." *Lancet* 2 (1976): 269–71.

Okuda, K., M. Kage, and S. Shrestha. "Proposal of a New Nomenclature for Budd-Chiari Syndrome: Hepatic Vein Thrombosis Versus Thrombosis of the Inferior Vena Cava at Its Hepatic Portion." *Hepatology* 28 (1998): 1191–98.

Pak, Eddy, Karl Esrason, and Victor H. Wu. "Hepatotoxicity of Herbal Remedies: An Emerging Dilemma." *Progress in Transplantation* 14 (2004): 91–96.

Parker, R. G. "Occlusion of the Hepatic Veins in Man." *Medicine (Baltimore)* 38 (1959): 369–402.

Reuben, A. "Illustrious, Industrious, and Perhaps Notorious." *Hepatology* 38 (2003): 1064–69.

Reuben, A. "My Cup Runneth Over." *Hepatology* 38 (2004): 503–7.

Ridker, P. M., et al. "Hepatic Venocclusive Disease Associated with the Consumption of Pyrrolizidine-Containing Dietary Supplements." *Gastroenterology* 88 (1985): 1050–54.

Ridker, P. M., et al. "Hepatic Veno-Occlusive Disease and Herbal Teas." *Journal of Pediatrics* 115 (1989): 167.

Ridker, P. M., and W. V. McDermott. "Comfrey Herb Tea and Hepatic Veno-Occlusive Disease." *Lancet* 1 (1989): 657–58.

Ridker, P. M., and W. V. McDermott. "Hepatotoxicity Due to Comfrey Herb Tea." *American Journal of Medicine* 87 (1989): 701.

Roitman, J. N. "Comfrey and Liver Damage." *Lancet* 1 (1981): 944.

Rollins, B. J., et al. "Hepatic Veno-Occlusive Disease." *American Journal of Medicine* 2 (1986): 297–306.

Roulet, M., R. Laurini, L. Rivier, and L. A. Calame. "Hepatic Veno-Occlusive Disease in Newborn Infant of a Woman Drinking Herbal Tea." *Journal of Pediatrics* 112 (1988): 433–36.

Routledge, P. A., and T. L. Spriggs. "Atropine as Possible Contaminant of Comfrey Tea." *Lancet* 1 (1989): 963–64.

Schoental, R., and A. R. Mattocks. "Hepatotoxic Activity of Semi-Synthetic Analogues of Pyrrolizidine Alkaloids." *Nature* 185 (1960): 842–43.

Schoepfer, A. M., et al. "Herbal Does Not Mean Innocuous: Ten Cases of Severe Hepatotoxicity Associated with Dietary Supplements from Herbalife Products." *Journal of Hepatology* 4 (2007): 521–26.

Seeff, L. B. "Herbal Hepatotoxicity." *Clinical Liver Disease* 11 (2007): 577–96.

Selzer, G., and R. G. Parker. "Senecio Poisoning Exhibiting as Chiari's Syndrome: A Report on Twelve Cases." *American Journal of Pathology* 27 (1951): 885–907.

Stedman, Catherine. "Herbal Hepatotoxicity." *Seminars in Liver Disease* 2 (2002): 195–206.

Stickel, F., and D. Schuppan. "Herbal Hepatotoxicity." *Journal of Hepatology* 5 (2005): 901–10.

Stickel, F., and H. K. Seitz. "The Efficacy and Safety of Comfrey." *Public Health Nutrition* 3 (2000): 501–8.

Stillman, A. S., et al. "Hepatic Veno-Occlusive Disease Due to Pyrrolizidine (Senecio) Poisoning in Arizona." *Gastroenterology* 12 (1977): 349–52.

Stuart, K. L., and G. Bras. "Veno-Occlusive Disease of the Liver." *Quarterly Journal of Medicine* 26 (1957): 291–315.

Subiza, J., et al. "Anaphylactic Reaction After the Ingestion of Chamomile Tea: A Study of Cross-Reactivity with Other Composite Pollens." *Journal of Allergy and Clinical Immunology* 84 (1989): 353–58.

Tandon, H. D., B. N. Tandon, and A. R. Mattocks. "An Epidemic of Veno-Occlusive Disease of the Liver in Afghanistan: Pathologic Features." *American Journal of Gastroenterology* 70 (1978): 607–13.

University of Maryland Medical Center. "Comfrey." http://www.umm.edu/altmed/articles/comfrey-000234.htm (accessed November 2007).

Weston, C. F., B. T. Cooper, J. D. Davies, and D. F. Levine. "Veno-Occlusive Disease of the Liver Secondary to Ingestion of Comfrey." *British Medical Journal (Clinical Resource Ed)* 295 (1987): 183.

Willett, Kristine L., Robert A. Roth, and Larry Walker. "Workshop Overview: Hepatotoxicity Assessment for Botanical Dietary Supplements." *Toxicological Sciences* 79 (2004): 4–9.

Zuckerman, M., V. Steenkamp, and J. Stewart. "Hepatic Veno-Occlusive Disease as a Result of a Traditional Remedy: Confirmation of Toxic Pyrrolizidine Alkaloids as the Cause, Using an In-Vitro Technique." *Journal of Clinical Pathology* 55 (2002): 676–79.

## 故事十四　小路易莎的头痛

Baker, R. S., R. J. Baumann, and J. R. Buncic. "Idiopathic Intracranial Hypertension in Pediatric Patients." *Pediatric Neurology* 5 (1989): 5–11.

Ball, A. K., and C. E. Clarke. "Idiopathic Intracranial Hypertension." *Lancet Neurology* 5 (2006): 433–42.

Binder, D. K., et al. "Idiopathic Intracranial Hypertension." *Neurosurgery* 54 (2004): 538–52.

Carrington-Smith, Denise. "Mawson and Mertz: A Re-Evaluation of Their Ill-Fated Mapping Journey During the 1911–1914 Australasian Antarctic Exploration." *Medical Journal of Australia* 183 (2005): 638–41.

Donohue, Sean P. "Recurrence of Idiopathic Intracranial Hypertension After Weight Loss: The Carrot Craver." *American Journal of Ophthalmology* 116 (2000) 850–51.

Galvin, Jennifer A., and Gregory P. Van Staver. "Clinical Characterization of Idiopathic Intracranial Hypertension at the Detroit Medical Center." *Journal of the Neurological Sciences* 223 (2004): 157–60.

Hathcock, J. N., et al. "Evaluation of Vitamin A Toxicity" *American Journal of Clinical Nutrition* 52 (1990): 183–203.

Jacobson, D. M., et al. "Serum Vitamin A Concentration Is Elevated in Idiopathic Intracranial Hypertension." *Neurology* 53 (1999): 1114–20.

Johnston, I. "The Historical Development of the Pseudotumor Concept." *Neurosurgical Focus* 11 (2001): 1–9.

Johnston, Ian, Brian Owler, and John Pickard. *The Pseudotumor Cerebri Syndrome.* Cambridge: Cambridge University Press, 2007. Chapters 1–4.

Lam, H. S., et al. "Risk of Vitamin A Toxicity from Candy-Like Chewable Vitamin Supplements for Children." *Pediatrics* 118 (2006): 820–24.

Lim, M. "Visual Failure Without Headache in Idiopathic Intracranial Hypertension." *Archives of the Diseases of Childhood* 90 (2005): 206–10.

Penniston, K. L., and S. A. Tanumihardjo. "The Acute and Chronic Toxic Effects of Vitamin A." *American Journal of Clinical Nutrition* 83 (1991): 191–201.

Rangwala, L. M., and G. G. Liu. "Pediatric Idiopathic Intracranial Hypertension." *Survey of Ophthalmology* 52(6) (2007): 596–617.

T. E. C. Jr. "Dr. Arthur Wentworth and the First Lumbar Puncture at the Boston Children's Hospital in 1895." *Pediatrics* 62 (1978): 401.

Warman, R. "Management of Pseudotumor Cerebri in Children." *International Pediatrics* 15 (2000): 147–50.

Who Named It. "Heinrich Irenaeus Quincke." http://www.whonamedit.com/doctor. cfm/504.html (accessed December 2007).

## 故事十五　好东西太多了

Barrueto, F. "Acute Vitamin D Intoxication in a Child." *Pediatrics* 116 (2005): e453–56.

Bertrand, Paul P., and Rebecca L. Bertrand. "Teaching Basic Gastrointestinal Physiology Using Classic Papers by WB Cannon." *Advances in Physiology Education* 31 (2007): 136–39.

Carpenter, K. J., and L. Zhao. "Forgotten Mysteries in the Early History of Vitamin D." *Journal of Nutrition* 129 (1999): 923–27.

Conlan, Roberta, and Elizabeth Sherman. "Unraveling the Enigma of Vitamin D." *National Academy of Sciences*, http://www.beyonddiscovery.org/content/view.txt. asp?a=414 (accessed November 2007).

DeLuca, H. F. "The Vitamin D Story: A Collaborative Effort of Basic Science and Clinical Medicine." *Federation of American Societies for Experimental Biology* 2 (1988): 224–36.

Dolev, Eran. "A Gland in Search of Function: The Role of the Parathyroid Glands and the Explanation of Tetany—1903–1926." *Journal of the History of Medicine and Allied Sciences* 42 (1987): 186–98.

Gosselin, Peter. "Sharon Case Shows Gap in Milk Safety." *Boston Globe*, July 21, 1991.

Holick, Michael R. "Vitamin D Deficiency." *New England Journal of Medicine* 357 (2007): 266–81.

Jacobus, C. H., et al. "Hypervitaminosis D Associated with Drinking Milk." *New England Journal of Medicine* 326 (192): 1173–77.

Jones, Richard. "19 of 1,630 Tested After Dairy Mistake." *Boston Globe*, July 18, 1991.

Jung, Helen. "Customers of Sharon Dairy Urged to Take Test for Calcium Levels." *Boston Globe*, July 4, 1991.

Jung, Helen. "Ex-Clients Hit Dairy on Milk Taint." *Boston Globe*, July 17, 1991.

Lett, Susan M. Public Health Alerts from the Commonwealth of Massachusetts Department of Public Health of July 12 and July 15, 1991.

Mitchell, H. H., T. S. Hamilton, F. R. Steggerda, and H. W. Bean. "The Chemical Composition of the Adult Human Body and Its Bearing on the Biochemistry of Growth." *Journal of Biological Chemistry* (1945): 625–37.

"New Publications: What Is Nature Doing? *Evolution and Disease*, by J. Bland-Sutton." Book Review, *New York Times*, August 25, 1890.

O'Riordan, Jeffrey L. H. "Rickets in the 17th Century." *Journal of Bone and Mineral Metabolism* 21 (2006): 1506–10.

Rajakumar, K. "Vitamin D, Cod-Liver Oil, Sunlight, and Rickets: A Historical Perspective." *Pediatrics* 112 (2003): e132–35.

Rajakumar, K., and S. B. Thomas. "Re-Emerging Nutritional Rickets: A Historical Perspective." *Archives of Pediatrics* 159 (2005): 335–41.

Seer's Training Web Site. "Body Functions." http://training.seer.cancer.gov/module _anatomy/unit1_2_body_functions.html (accessed December 2007).

Staunton, Vanee. "Family Sues Dairy." *Boston Globe*, July 13, 1991.

Stein, Rob. "Vitamin D Deficiency Called Major Health Risk." *Washington Post*, May 21, 2004.

Szurskewski, J. H. "A 100 Year Perspective on Gastrointestinal Motility." *American Journal of Physiology* 274 (1998): 447–53.

Thomson, R. B., and J. K. Johnson. "Another Family with Acute Vitamin D Intoxication: Another Cause of Familial Hypercalcemia." *Postgraduate Medical Education* 62 (1986): 1025–28.

Toni, R. "Ancient Views on the Hypothalamic-Pituitary-Thyroid Axis: A Historical and Epistemological Perspective." *Pituitary* 3 (2000): 83–98.

Vieth, R. "Vitamin D Supplementation, 25-hydroxyvitamin D Concentrations and Safety." *American Journal of Clinical Nutrition* 69 (1999): 842–56.

Vitamin D Home Page, University of California, Riverside. "History of Vitamin D." http://vitamind.ucr.edu/history.html (accessed November 2007).

Who Named It? "Claude Bernard." www.whonamedit.com (accessed November 2007).

Who Named It? "Walter Bradford Cannon." www.whonamedit.com (accessed November 2007).

Wilton, P. "Cod-Liver Oil, Vitamin D, and the Fight Against Rickets." *Canadian Medical Association Journal* 152 (1995): 1516–17.

Wolf, George. "The Discovery of Vitamin D: The Contribution of Adolf Windaus." *Journal of Nutrition* 134 (2004): 1299–1302.